Michael Noack

Visuelle Ohrdiagnostik als Grundlage der Ohrakupunktur

Michael Noack

Visuelle Ohrdiagnostik als Grundlage der Ohrakupunktur

Krankheitsursachen und Krankheitszusammenhänge erkennen

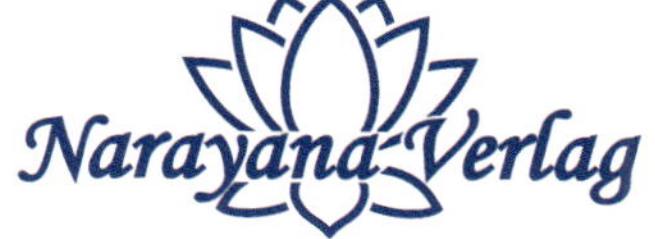

Inhalt

Vorwort 7

1. Entwicklung, Wirkungen und Grenzen der Ohrakupunktur 11
1.1 Wirkungen der Ohrakupunktur 14
1.2 Die Grenzen der Ohrakupunktur 15

2. Anleitungen zur Ausübung der Ohrakupunktur 17
2.1 Der gestörte Punkt im Ohr als Reflex des Körpergeschehens 18
2.2 Der 0-Punkt 20
2.3 Die vegetative Rinne 21
2.4 Das Behandlungskonzept 22
2.5 Der Behandlungsablauf 24
2.5.1 Anamnese 24
2.5.2 Die Behandlung 26
2.5.2.1 Die Behandlungslinie (Zweiter Schritt) 29
2.5.2.2 Kreislauf regulieren (Dritter Schritt) 31
2.5.2.3 Korrespondenzstrahlen und Korrespondenzpunkte (Vierter Schritt) 32
2.5.3 Die Behandlung Organ- und psychosozialer Punkte 33
2.5.3.1 Zusammenfassung 34

3. Visuelle Diagnostik des Ohres 37
3.1 Anatomie und Strukturbereiche des äußeren Ohres 42
3.1.1 Die Helix 45
3.1.2 Die Anthelix, die Anthelixwurzeln und die Fossa triangularis 45
3.1.3 Die Concha 45
3.1.4 Die Scapha 46
3.1.5 Der Lobulus 46
3.1.6 Der Tragus 46
3.1.7 Der Antitragus 47
3.1.8 Die Incisura intertragica 47
3.1.9 Die postantitragale Furche 48
3.1.10 Der Wall oder die Vormauer 48
3.1.11 Die Rückseite des Ohres 49
3.2 Die nervale Versorgung des Ohres 50
3.3 Die Abbildungssystematik 51

3.4 Die Ohrsomatotopie oder die Projektion von Organen und Organzusammenhängen 52
3.5 Organbereiche, Gestaltung und Bedeutung 53
3.5.1 Die vertikale Abbildung der Wirbelsäule 53
3.5.2 Die horizontale Abbildung der Wirbelsäule 56
3.5.3 Der Wall oder die Vormauer 57
3.5.4 Der Brustkorb 58
3.5.5 Der Magen-Darm-Trakt 59
3.5.6 Die oberen und unteren Extremitäten 60
3.5.7 Das Leberareal 62
3.5.8 Das Pankreasareal 63
3.5.9 Niere und Blase 63
3.5.10 Lunge und Kreislauf 64
3.5.11 Kopf und Nervensystem 65
3.5.12 Genitale und endokrine Steuerungen 67
3.6 Die Bedeutung von Strukturen und Akutzeichen im Ohr 69
3.6.1 Farbpigmente 70
3.6.2 Ekzeme 70
3.6.3 Pickel 71
3.6.4 Strukturmerkmal…ein besonders weites Magenfeld 71
3.6.5 Verfärbungen von ganzen Arealen 72
3.6.6 Gefäße im Ohr 73
3.7 Die Gestalt des Ohrs 74
3.7.1 Die Größe 74
3.7.2 Die Form 74
3.7.3 Die „Konsistenz“ des Ohrs 78
3.7.4 Die Ohrzonen 79
3.7.5 Areale 84
3.8 Die Position des Ohres am Kopf 86
3.9 Die Gestaltung einzelner Teile des Ohres und deren Bedeutung 87
3.9.1 Die Helix 87
3.9.2 Die Anthelix 91
3.9.3 Die Concha 93
3.9.4 Der Lobulus 99
3.9.5 Die Incisura intertragica 101
3.10 Gefäße im Ohr, Bedeutung und Ursachen 102
3.10 1 Venöse Gefäße 102
3.10.2 Arterielle Gefäße 103
3.10.4 Gefäßverläufe und ihre Bedeutung 104
3.10.4 Gefäße der Ohrrückseite 110

4. Die visuell-diagnostische Praxis 113

4.1 Der programmierte Konflikt 115
- 4.1.1 Der Gesamteindruck 115
- 4.1.2 Helix 116
- 4.1.3 Anthelix 116
- 4.1.4 Concha 116
- 4.1.5 Zeichen 117
- 4.1.6 Der Wall 117

4.2 Die Welt ist so, wie ich sie begreife / Leistungsschwäche 118
- 4.2.1 Der Gesamteindruck 118
- 4.2.2 Die Concha 119
- 4.2.3 Die Helix 119
- 4.2.4. Die Incisura intertragica 119
- 4.2.5 Zeichen 120

4.3 Mangelnde Flexibilität führt zu Konflikten und sexuellen Problemen 121
- 4.3.1 Der Gesamteindruck 121
- 4.3.2 Die Concha 121
- 4.3.3 Die Anthelix 121
- 4.3.4 Die Helix 122
- 4.3.5 Zeichen 122

4.4 Adipositas oder Probleme machen dick 123
- 4.4.1 Der Gesamteindruck 123
- 4.4.2 Die Concha 123
- 4.4.3 Die Helix 124

4.5 Kreativität als Ausgleich für nicht regulierbaren Energiehaushalt. 125
- 4.5.1 Der Gesamteindruck 125
- 4.5.2 Die Concha 126
- 4.5.3 Die Helix 126
- 4.5.4 Die Incisura intertragica 127
- 4.5.5 Zeichen 127

Stichwortverzeichnis 128

Abbildungsverzeichnis 130

Vorwort

Der Schwerpunkt dieses Buches ist das Thema:
Visuelle Diagnostik über das Ohr.
Das ist zwar nicht ganz neu, aber in dieser Form bisher nicht aufbereitet worden. Der Autor, das bin ich, hat sich quasi „mit Haut und Haaren" der Ohrakupunktur verschrieben. Ich übe die Ohrakupunktur seit Jahrzehnten aus und habe sie als ganzheitlichen Therapieansatz bewahren und weiterentwickeln können.

Das Ohr ist das Abbild der genetischen Disposition eines Menschen und es ist ein verständlicher Wunsch, visuell, quasi mit einem Blick, erkennen zu können, wer der andere ist und wo seine Schwächen liegen. Jemanden mit einem Blick auf das Ohr quasi zu „enttarnen", dürfte so alt wie die Menschheit sein.

Es ist das Ohr eines der Organe, die sich wenig verändern. Der Eindruck, dass bei alten Leuten die Ohren exorbitant größer würden, beruht vermutlich nicht nur auf der Tatsache, dass das Gesicht im Verhältnis zu den Ohren kleiner wird. Das Ohr wächst stetig, im Verhältnis zu anderen Körperteilen aber nur wenig und vor allem, es verändert seine Strukturen nicht. Und so bleibt die Sicht auf die „Basis" unverändert, unabhängig welchen Alters der Betrachtete ist.

Nieren haben, so sagt man, in etwa die Größe der Ohren und aus chinesischer Sicht ist das Ohr ein Spiegel der Nieren. Das hätte keine sonderliche Bedeutung, wenn man dort nicht gleichzeitig der Auffassung wäre, dass die Nieren ein Ausdruck des Chi-Energieanteils des Organismus und allgemein Ausgangspunkt der Lebensenergie sind. Daher hat man in China die schöne Vorstellung, dass jemand gesünder ist und mehr Kraft hat, wenn er große Ohren hat.

Das Ohr hat jedoch mehr mitzuteilen. Ausgangspunkte der möglichen, wirklich umfassenden Erkenntnisse über die Befindlichkeit eines Organismus sind Größe, Form, Strukturen sowie akute und chronische Zeichen des Ohres und natürlich die Ohrsomatotopie, mit der wir die Zeichen und Merkmale des Ohrs den Ereignissen des Körpers zuordnen können. Ziel ist es, diese Zeichen respektive die sich im Ohr abbildenden

Ereignisse im Zusammenhang mit einem Krankheitsprozess und als Erklärung für Kausalitäten zu nutzen, um Krankheiten in ihrer Entwicklung und in ihrer Logik besser zu verstehen.

Wohlverstanden, jede Krankheit ist ein Prozess. Der Organismus eines Menschen ist ein sich selbst regulierendes System, das in der Lage ist Energie zu generieren, diese bedarfsgerecht zu verbrauchen, sich fortzupflanzen und sich zu erhalten, indem es sich jeder Anforderung anpasst. Und Krankheit ist in diesem Kontext gesehen ein notwendiger, jeweils ganz natürlicher Prozess.

Zitat:
„Wenn das System seine Funktionen[1] der Selbstorganisation und Selbstregulation erfüllt, bleibt die Ordnung im System erhalten. Sind die Selbstorganisation und Selbstregulation dagegen gestört oder überlastet, entsteht Unordnung im System[2]. Und das bedeutet: Krankheit!"

Es sei daher noch einmal betont, dass Krankheit ein Zustand des Organismus ist, der sich auf den gesamten Organismus ausdehnt und nicht auf einzelne Körperregionen beschränkt bleibt. Tatsächlich kann man sich nicht vorstellen, dass eine partielle Störung, etwa im Kopf oder am Fuß, dem Gesamtsystem unbemerkt bleiben und ohne dessen Mitwirkung entstanden ist bzw. ohne dessen Mitwirkung reguliert werden kann.

Samuel Hahnemann sagt in seinem „Organon der Heilkunst":
„Daher ist Krankheit keineswegs, (…), als ein vom lebenden Ganzen, vom Organismus und von der ihn belebenden Dynamis gesondertes, innerlich verborgenes, Unding, was bloß in materiellen Köpfen entstehen konnte (…), zu betrachten"[3].

Also ist die Krankheit ein Prozess, in dessen Verlauf und Ergebnis natürliche Störungen entstehen, die sich in Form von Symptomen manifestieren. Diese Symptome sind nicht die Krankheit, sondern immer nur der sichtbare Ausdruck des Versuchs der Selbstregulierung im Organismus. Es ist daher

1 Gemeint sind Prozesse der Selbsterhaltung, Selbstförderung und Anpassung. Sie stellen einen Selbstregulationsmechanismus des Systems dar, der eine eigene Steuerungsebene besitzt. Die Steuerung der Selbstregulation des Körpers findet ihren Ausdruck im Blutkreislauf, dem Stoffwechselsystem und im hormonellen System, ist aber selbst auf einer energetischen Ebene angesiedelt und besteht aus einem komplizierten Netzwerk von Energiebahnen, -punkten und -wirbeln.
2 Erich Wühr: Systemische Medizin, 2. Auflage 2011, Verlag Systemische Medizin AG
3 Samuel Hahnemann, Organon, 6. Auflage

ein dramatischer Fehler, sich nur mit diesen Symptomen zu befassen, ohne gleichzeitig regulierend auf den Gesamtprozess einzugehen.

Diesem holistischen Denken müssen Bemühungen, Krankheit zu heilen, entsprechen. Mit der prozessorientierten Ohrakupunktur (nach Noack) verfügen wir über ein Heilsytem, eine Strategie, Prozesse zu erkennen und auf sie einzugehen.

Aber: Ohrakupunktur ist nicht gleich Ohrakupunktur!

Michael Noack

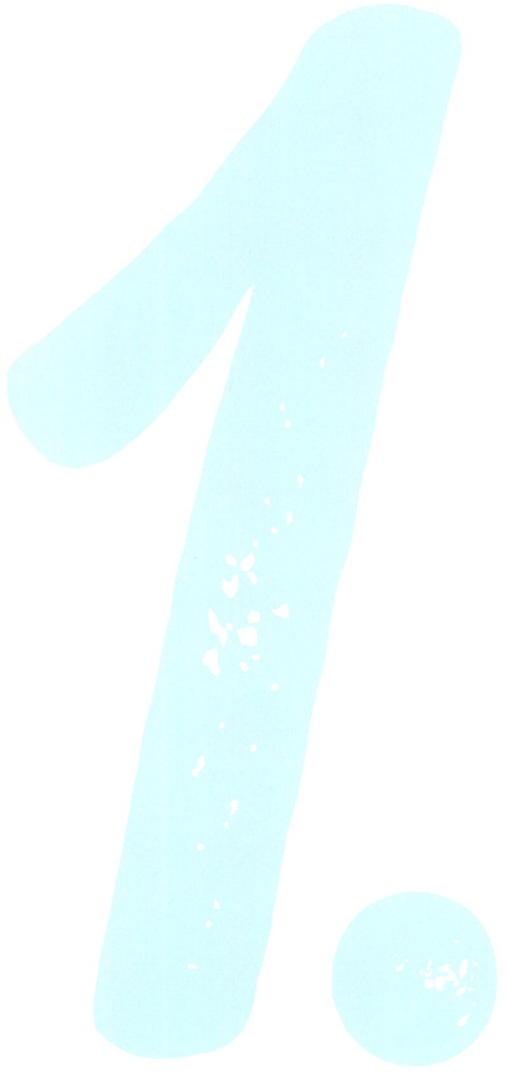

Entwicklung, Wirkungen und Grenzen der Ohrakupunktur

Durch die tägliche Praxis der Ohrakupunktur ist es mir mit den Jahren immer deutlicher geworden, dass die Gestalt des Ohrs und die sich im Ohr manifestierenden Zeichen verlässlich auf Zustände im Organismus sowie auf Gründe und Zusammenhänge seiner Reaktionen hinweisen.

Insofern ist die visuelle Diagnostik des Ohrs in dieser Form ein Gewinn für den Therapeuten und vor allem als Teil des Therapiekonzepts Ohrakupunktur zu sehen. Aus diesem Grund und weil die Ohrakupunktur als eine prozessorientierte Therapie vielen gar nicht bekannt ist, hier zunächst eine kleine Einführung zur Ohrakupunktur.

Die Ohrakupunktur nach Dr. Nogier ist aus mehreren Gründen keine Heilmethode, die sich in das System der klassischen Akupunktur einfach einordnen lässt. Aus einer Arbeit von Porkert (1978) über die Entwicklung der Ohrakupunktur in China ist ersichtlich, dass sie in der Form Nogiers als therapeutisches Konzept für die Chinesen neu war. Auch August Brodde schreibt 1985 im Vorwort des Buches „Akupunktur der Ohrmuschel" von Günter Lange:

> *„... galt es doch nochmals darauf hinzuweisen, dass eine eigenständige chinesische Ohrakupunktur ins Reich der Fabel gehört, es sei denn, dass dieser Terminus darauf hinweisen soll, dass die Erarbeitung einer Ohrsomatotopie durch Dr. Nogier in der Volksrepublik China nach 1961 eine breite Akzeptanz gefunden hat."*

Diese Bemerkung war insofern notwendig, weil das Ohr tatsächlich Bestandteil der chinesischen Körperakupunktur ist, deren Energiebahnen, die Meridiane, auch in das Ohr laufen. Vermutlich trägt dieser Umstand zu der hohen Effizienz der Ohrakupunktur bei, denn man wird bei der Ausübung dieser Therapie immer auch eine - wenngleich unspezifische - Anregung auf die energetische Situation des Körpers erzeugen.

Tatsächlich ist die Ohrakupunktur eine Reflexzonentherapie, bei der durch Stich oder eine andere Manipulation (Druck, Massage, Reizstrom, Laser, Farblicht usw.) eines reflektorisch erregbaren Areals der Ohrmuschel ein energetischer und damit therapeutischer Effekt auf das Erfolgsorgan im Körper ausgelöst wird. Die für solche Bemühungen relevanten Areale oder Punkte sind immer Projektion von Störungen des Organismus auf das Ohr, d. h., die für die Heilwirkung relevanten bzw. akuten Punkte sind nur vorhanden, wenn sie durch eine Störung im Organismus ausgelöst wurden.

Dr. Nogier, ein französischer Arzt aus Lyon, hat das Verdienst, ein neues Konzept der Diagnose und Therapie über das Ohr – die Auricolotherapie, wie Nogier diese Therapie zunächst nannte – gefunden zu haben. 1956 berichtet er in der „Deutschen Zeitschrift für Akupunktur" erstmals über seine Erfahrungen. Seit er in seiner Lyoner Praxis bei Ischias-Patienten immer wieder Narben, die auf Moxibustion[4] oder Kauterisationen[5] an einer bestimmten Stelle im Ohr zurückzuführen waren, gefunden hatte, habe er sich mit dem Phänomen solcher Abbildungen und der Möglichkeit, auf diese Weise auf den Organismus einzuwirken, befasst.

Aber es gibt eine Entwicklung. In Deutschland nahm sich zunächst Dr. Niels Krack (1961) dieser Methode an und machte sie bekannt. Wir verdanken ihm und später Günter Lange die Bewahrung eines ganzheitlichen Konzeptes der Ohrakupunktur.

Im schulmedizinischen Bereich haben sich Protagonisten wie Prof. Bucek (Wiener Schule), Dr. Frank Bahr, Dr. med. Elias, W. Buchholz, Dr. med. Vogelsberger, Dr. med. dent. Herget u. a. m. dieser Therapie angenommen.

Heute gibt es erhebliche Unterschiede der Konzepte und Strategien dieser Therapie. Sie begründen sich jedoch nicht durch die in Europa, China oder Russland entstandenen „Schulen". Die unterschiedlichen Entwicklungen beruhen allein auf dem Verständnis über die Entstehung und das Wesen von Krankheit. Das allein bestimmt das Handeln in der Medizin.

Allopathie versus Naturheilkunde!

Es zeigt sich, dass die unterschiedlichen Lagern zugehörigen Vertreter auch in der Anwendung der Ohrakupunktur ganz unterschiedlich, also schulmedizinisch/symptomatisch oder naturheilkundlich/ganzheitlich, agieren. Das von mir hier vorgestellte Konzept der Ohrakupunktur beruht auf den Ansichten von N. Krack und später G. Lange, deren Therapieansatz darauf beruhte, dass man Krankheit komplex betrachten (und behandeln) müsse und der für ein Symptom ursächliche - ihm vorgelagerte - Prozess der eigentliche Heilansatz sei.

4 Moxibustion bezeichnet den Vorgang der Erwärmung von speziellen Punkten des Körpers.

5 Kauterisation: Gewebezerstörung durch Brenn- oder Ätzmittel: Die Kauterisation ist eine alte Methode der Nervenreizung durch Stimulierung (das kann bis zum Versengen gehen!) der Haut mit glühendem Metall oder Holz.

1.1 Wirkungen der Ohrakupunktur

Das Besondere dieser Therapie ist neben deren Wirksamkeit infolge der Komplexität der Behandlung die Unmittelbarkeit der Wirkung des hier ausgeübten Reizes. Aufgrund der schnellen und präzisen Zugriffsmöglichkeit auf das Körpergeschehen ist die Ohrakupunktur besonders in der Notfallmedizin einsetzbar. Dort, wo der Kranke sofortige Hilfe bei akuten Leiden benötigt, ist sie ein ideales Mittel zur Linderung von Schmerzen, zur Bewältigung von Traumata oder zur Entkrampfung in akuten Krisen (z. B. Koliken).

Über das Ohr können alle Schmerzen, welcher Art sie auch sind, beeinflusst, gelindert und häufig ganz ausgeschaltet werden. Die Möglichkeiten reichen vom traumatischem Schmerz, z. B. nach Unfällen, über Neuralgien wie Kopfschmerzen jeder Form und Genese, Ischias, Phantomschmerzen, Schmerzen bei rheumatischen Anfällen oder bei Claudicatio intermittens usw. bis zum Herpes-Zoster-Schmerz.

Bereits Nogier hat die Ohrakupunktur für die Behandlung aller Leiden empfohlen, die das zentrale Nervensystem betreffen. Furcht, Platzangst, Besessenheit, Konzentrationsmängel, Schwindel, Stottern usw. sind Beispiele einer langen Reihe von Indikationen, bei denen die Ohrakupunktur wirksam eingesetzt werden kann. Ihre ausgleichende und entspannende Wirkung wirkt sich daher auch bei der Behandlung von alten Menschen besonders hilfreich aus.

Eine besondere Bedeutung kommt der Ohrakupunktur bei der Suchtbehandlung zu.

Verschiedene Behandlungsprogramme zur Entwöhnung bei Alkohol-, Drogen- oder Medikamentenabusus, zur Raucherentwöhnung oder bei der Bekämpfung der Esssucht geben dem Behandler die Möglichkeit, sich der individuellen Situation des Suchtkranken zu stellen.

Die Ohrakupunktur ist eine wirksame Monotherapie und bietet Hilfe bei allen Erkrankungen, insbesondere auch bei Allergien, Asthma, Entzündungen und Spasmen innerer Organe von Pankreasaffektionen bis zur Kolitis.

1.2 Die Grenzen der Ohrakupunktur

Die Entscheidung über die Anwendung der Ohrakupunktur hängt von der Beurteilung der jeweiligen Situation des Patienten ab. Es ist eine energetische Therapie. Sie ist nicht anzuwenden, wenn davon ausgegangen werden muss, dass bei dem Patienten zu wenig Energie vorhanden ist oder der erzeugte Energiefluss regulierbar blockiert wird.

Bei Patienten, die unter der Wirkung starker Analgetika oder Neuroleptika stehen, verstärkt bzw. verändert die Ohrakupunktur die Wirkungen der pharmazeutischen Arzneien. Das bedeutet u. a., dass während der Behandlung von chronisch erkrankten Patienten, die eine schulmedizinische Therapie durchlaufen, eine ständige Kontrolle und Anpassung der Dosis der verordneten Arzneimittelgabe erfolgen muss.

Vorsicht ist bei Schwerstkranken geboten. Die Schwere der Krankheit bestimmt dabei den Grad der Kontraindikation.

Bei Schwangerschaft ist die Behandlung von Schmerzen durchaus sinnvoll und natürlich hilfreich. Krankheitszusammenhänge und Punktareale jedoch, die mittel- und unmittelbar auf die Schwangerschaft Einfluss nehmen könnten (Organbereiche wie Uterus oder die endokrinen Steuerungspunkte), sind unter allen Umständen zu meiden.

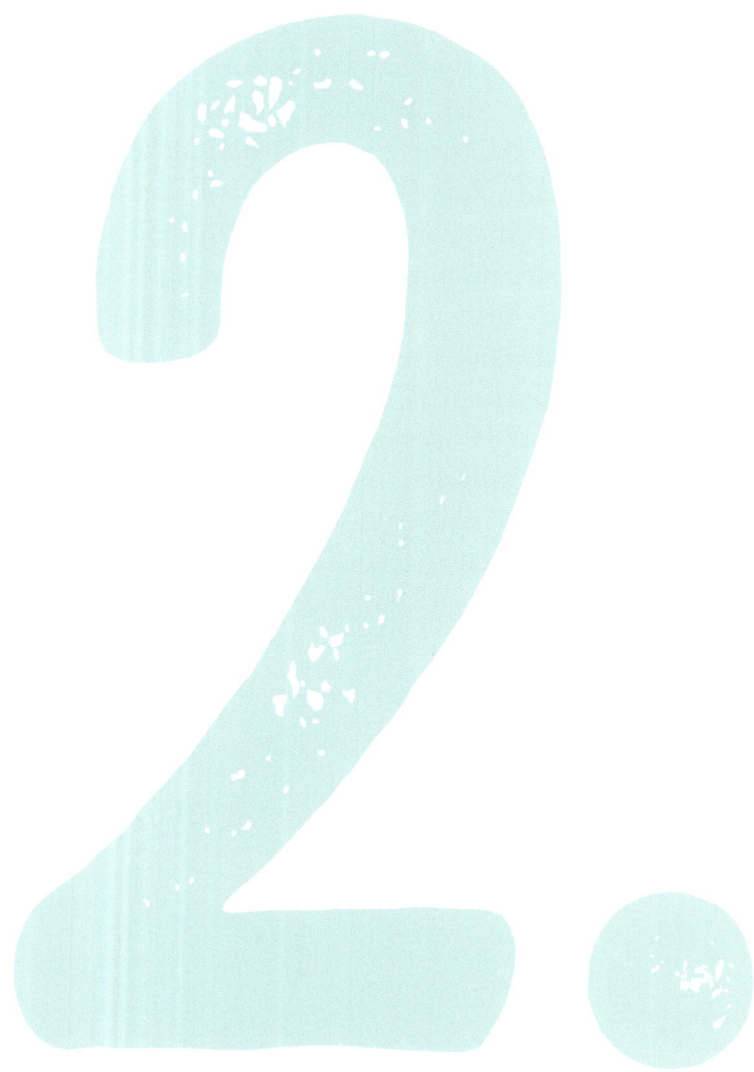

Anleitungen zur Ausübung der Ohrakupunktur

2.1 Der gestörte Punkt im Ohr als Reflex des Körpergeschehens

Die Ohrakupunktur oder die Auriculotherapie nach Dr. Paul Nogier ist, wie bereits ausgeführt, eine Reflexzonentherapie. Zahlreiche neurophysiologische Mechanismen des Körpers führen zu einer Projektion der peripheren Störungen auf das Ohr und zur Möglichkeit, über diese Abbildungen durch Reize zurück auf den Körper zu wirken. Reizt man einen Punkt auf der Ohrmuschel mit der Nadel oder manipuliert diese Stelle auf andere Weise, läuft das so ausgelöste Signal auf einem extrem kurzen Weg (und daher kaum störanfällig) zur Formatio reticularis und von dort weiter über das Gehirn zum jeweiligen Erfolgsorgan im Körper. Das erklärt sich aus der Tatsache, dass die Ohrmuschel von Nerven versorgt wird, deren Kerne im Hirnstamm, d. h. im verlängerten Rückenmark, liegen und mit der dort befindlichen Formatio reticularis verknüpft sind.

Ohrpunkte sind in diesem Verständnis Endpunkte eines Reflexbogens zwischen einer gestörten Stelle des Körpers (Organ, Organsystem) und dem entsprechenden Areal im Ohr. Ohrpunkte finden sich nur und sind nur dann virulent, wenn eine Störung (ein Ereignis) im Körper diese Reaktion auslöst. Da der Begriff „Gesundheit“ keine absolute Größe ist, sondern eher einen Zustand des Ausgleichs vieler im Körper ablaufender Prozesse beschreibt, bilden sich im Ohr immer wieder auch Punkte ab, nicht in den Kanon der eine Krankheit beschreibenden Punkte gehören.

Die Ohrmuschel, so stellt Nogier fest, ist eine Schalttafel, auf der man einen Gesamtprozess und selektiv Teilprozesse erkennt und das Medium, mit dem man auf diese Prozesse regulierend einwirken kann.

Für die Punktbehandlung gibt es folgende Grundsätze:

- Da kaum vorauszusehen ist, wie sich eine Krankheit im Organismus darstellt und infolgedessen im Ohr abbildet, kommt der Punktfindung und Punktbehandlung eine große Bedeutung zu. Nur in dem Maße, wie es gelingt, die Punkte präzise zu orten und ebenso genau zu behandeln, ist ein Behandlungserfolg zu erwarten. Die Punkte sind am wirksamsten, wenn sie exakt getroffen werden.
- Man darf nur behandeln, „was gestört ist“! Wo kein Punkt ist, ist kein Handlungsbedarf. Da Punkte im Ohr immer der Reflex

von Ereignissen des Organismus sind, nadeln wir folgerichtig nur Punkte, die im Ohr vorhanden sind.

- Da die Behandlung einzelner Punkte eine lediglich organotrope Wirkung hat, ist eine Ohrakupunktur umso wirksamer, wenn Punktkombinationen entsprechend dem Krankheitszusammenhang strategisch eingesetzt und behandelt werden.

Die Punktsuche erfordert besondere Sorgfalt. Allzu schnell ist man geneigt, die Suche nach „diesem kleinen Ding“ (max. 1 mm im Durchmesser!) aufzugeben. Genau genommen ist die Ohrakupunktur ein Handwerk, das Geschick und viel Geduld erfordert.

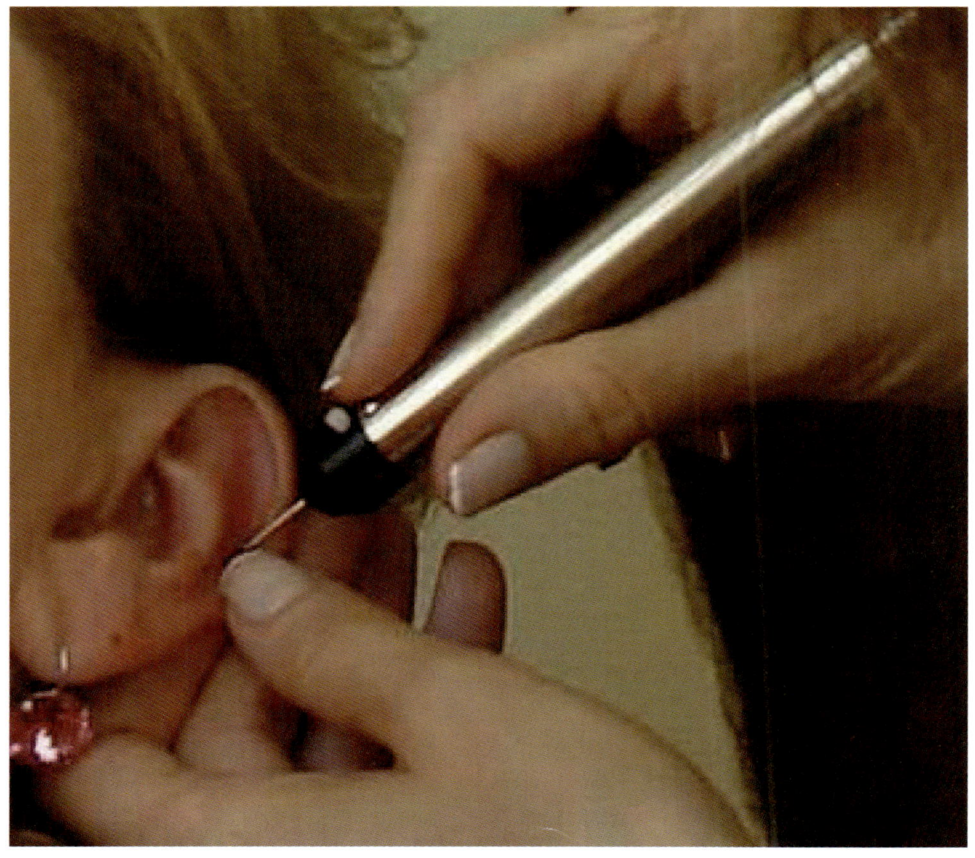

Abbildung 1: Punktsuche

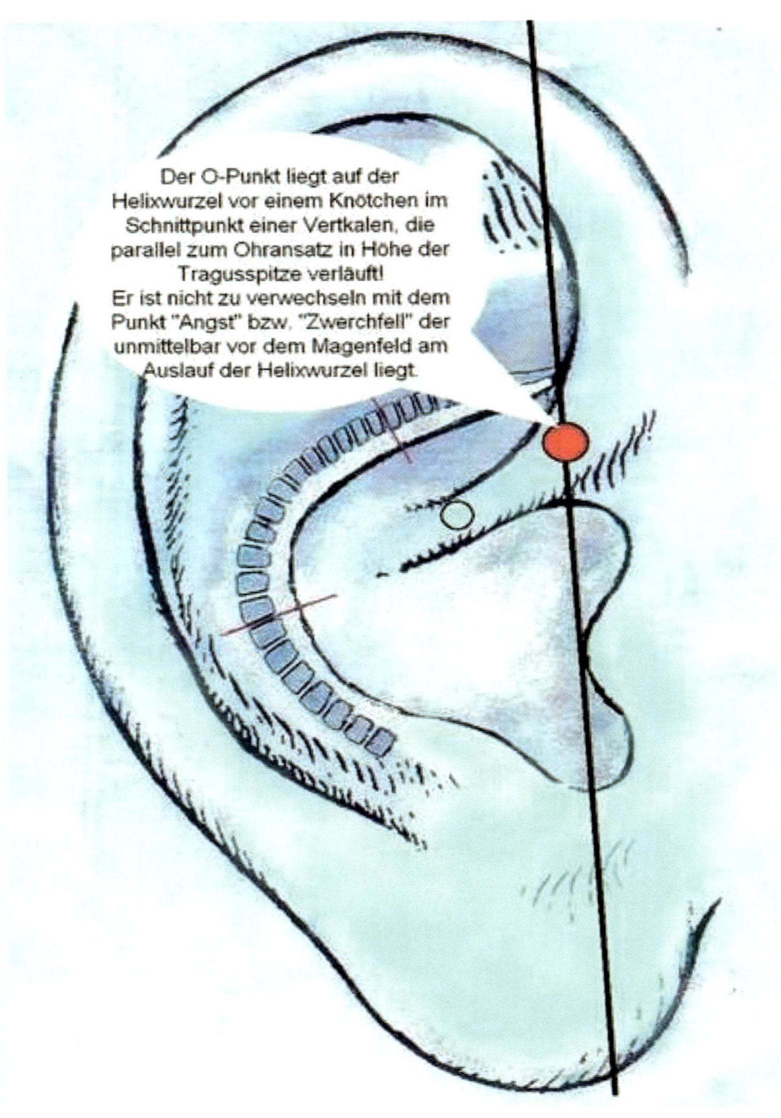

Abbildung 2: Der 0-Punkt

2.2 Der 0-Punkt

Der 0-Punkt liegt auf der Helixwurzel an der Stelle, an der das Ohr am Kopf „heraustritt", wo die Helixwurzel in die frei liegende Helixkrempe übergeht. Hier lässt sich eine deutliche Kerbe tasten. Vorsicht: Durch ungenaue Abbildungen wird dieser Punkt meist zu tief gesucht. Es gibt auf der Helixwurzel unmittelbar über dem Magenfeld eine weitere Kerbe, die jedoch einen anderen Zusammenhang (Zwerchfell, Angst) abbildet.

Der 0-Punkt ist von herausragender Bedeutung. Er entspricht in seiner Bedeutung dem Punkt KG 8 der Körperakupunktur als zentraler Punkt des Körpers. Auch im Ohr ist er der geografische und energetische Mittelpunkt und somit der Ausgangspunkt aller energetischen Energielinien (Behandlungsstrahlen), die über das Ohr verlaufen. Über den 0-Punkt wird die energetische Versorgung des Ohres insgesamt beeinflusst. Ein Eingriff an dieser Stelle ist nur bei einer ungenügenden Reizbeantwortung oder zum Regulieren energetischer Überschussreaktionen erforderlich. In das übliche Konzept der Ohrakupunktur sollte er daher nicht einbezogen werden.

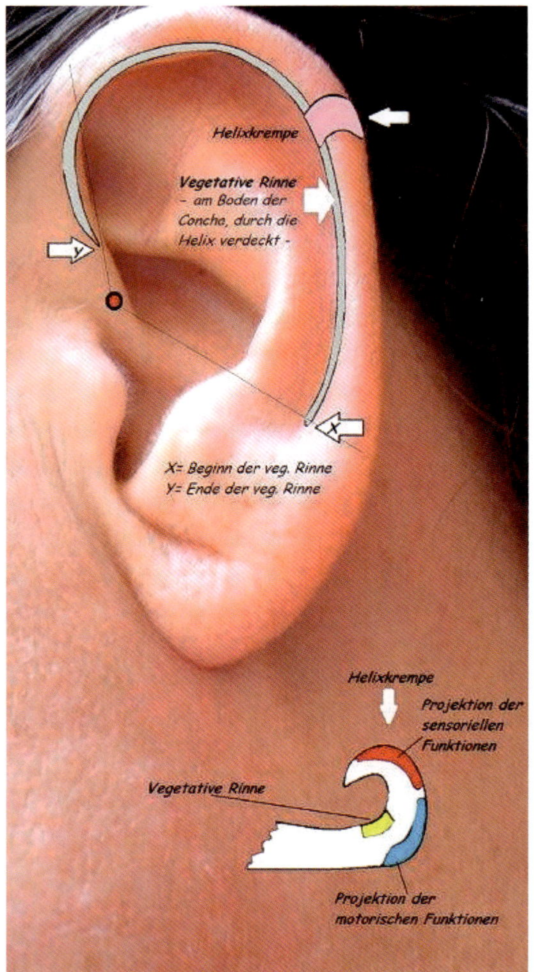

2.3 Die vegetative Rinne

Wir finden die vegetative Rinne am Übergang der Scapha zur inneren Kurvatur der Helixkrempe. Sie erstreckt sich nach Günter Lange vom Schnittpunkt der postantitragalen Furche (x) am Übergang zum Lobulus bis zum Steißbein auf der unteren Anthelixwurzel (y).

Nogier hatte bereits 1975 eine Projektionszone der sympathischen Ursprungskerne gefunden. Sie verläuft allerdings seiner Meinung nach nur von der postantitragalen Furche bis etwa zum Darwini in Höhe von Th. 11. Eine Diskussion darüber hat nicht stattgefunden.

Abbildung 3: Die vegetative Rinne

Fest steht, dass sich die Rinne nach Lange in der gesamten Länge, also bis zur unteren Anthelixwurzel, empfindlicher zeigt als die betreffenden Reflexionen auf der Helix. Dieser Umstand wird als Ausdruck vegetativer Zustimmung und besonderer Reaktion auf den sich auf einem zutreffenden Arbeitsstrahl darstellenden Krankheitszusammenhang betrachtet. Die besonders sensiblen Reaktionen werden als Entscheidungshilfe bei der Suche des maximal gestörten Segments (Energielinie) genutzt.

In ihrer praktischen Bedeutung wurde die vegetative Rinne als die Zone definiert, in der Heilreize auf Basis der vegetativen Nerven erzeugt werden. Die hier befindlichen Punkte sind daher Bestandteil jeder komplexen Behandlung. Nach Lange wurde diese Rinne der vegetativen Zustimmung später unter der Bezeichnung „Vegetative Rinne“ geführt

2.4 Das Behandlungskonzept

Der lebendige Organismus muss sich ständig regulieren und die Übergänge zur jeweils erzeugten, wieder hergestellten Normalität wirken vorübergehend wie Störungen im Prozess. Der Organismus befindet sich in einem ständigen Auf und Ab. Alle Ereignisse, die in einem solchen Prozess aufkommen, aber relativ flüchtig sind und schnell wieder vergehen, aber auch die Reflexionen manifester Störungen werden erkannt und bilden sich im Ohr ab.

Um eine gegenwärtige Krankheitssituation unter diesen Umständen richtig erkennen zu können, sie aus all den Reizen zu selektieren, bedarf es deshalb einer Strategie, die es uns ermöglicht, die Punkte herauszufinden, die einen auf die Krankheit bezogenen Kausal*zusammenhang* abbilden. Diesen Weg hat uns Nogier gewiesen. Bereits in seinen ersten Veröffentlichungen hat Nogier darauf hingewiesen, dass sich im Krankheitsfall nicht nur Punkte des gestörten Organs (oder Organsystems), sondern auch die kausalen Zusammenhänge dieser Störung auf einer Energielinie im Ohr abbilden. Von besonderer Bewandtnis, so fand er heraus, waren solche auch „Behandlungslinien“ genannten Energielinien, wenn sie durch die Ohrmitte (0-Punkt) über das gesamte Ohr verliefen und ihren Endpunkt auf dem Rand des Ohres, der Helixkrempe, fanden. Alle sich auf einer solchen

Linie befindlichen akuten, also auffindbaren, Punkte, sind in Beziehung zueinander zu sehen und bilden einen Krankheitszusammenhang ab.

Unser Behandlungskonzept basiert also auf dem Feststellen und Behandeln zusammenwirkender, zu einem oder mehreren Symptomen führender Krankheitsursachen. Solche Prozesse sind immer logisch, komplex und in ihrer Kausalität darstellbar.

Dieses Bild von Krankheitszusammenhängen kann geometrisch erweitert werden. An die Behandlungslinie angelehnte Winkel (30° und 60°) bilden sogenannte Korrespondenzlinien, in deren Schnittpunkt mit dem Ohrrand Korrespondenzpunkte auffindbar werden, die eine erweiterte Sicht auf den Krankheitsprozess ermöglichen.

Wir können davon ausgehen, dass alle sich auf diese Weise abbildenden Störungen der Organe, Organsysteme und Steuerungselemente in einem Wirkungszusammenhang stehen und sich in ihren Reaktionen gegenseitig beeinflussen.

Das ist der Weg aus dem Chaos!

Diese Strategie, einen gegenwärtigen Krankheitszusammenhang im Ohr linear bzw. geometrisch zu erklären, ermöglicht es uns, aus allen auf den Organismus reagierenden Ohrpunkten jene wichtigen zu selektieren, welche erkennbar - und zwar durch Behandlungsstrahl und Korrespondenzen - einen auf die Krankheit bezogenen Kausalzusammenhang bilden. So erschließen sich uns weitreichende therapeutische Möglichkeiten. Mit diesem Konzept bildet sich ein Krankheitszusammenhang ab, wir erkennen Zusammenhänge des Geschehens, und gleichzeitig erschließt sich uns der Behandlungsweg.

Bezüglich der Energielinie, die über die Wirbelsäule hinweg einen zusammenhängenden Prozess mit den inneren und äußeren Organen abbildet, besteht übrigens ein enger Erklärungszusammenhang zur Segmenttherapie nach Head (Head'sche Zonen). Danach werden sich so abbildende kausale Krankheitszusammenhänge wie folgt beschrieben: Haut, Segmentgewebe und innere Organe, die vom gleichen Rückenmarksabschnitt nerval versorgt werden, bilden eine funktionelle Einheit, bei der jeder Teil dieses Segments den anderen reflektorisch beeinflusst.

2.5 Der Behandlungsablauf

2.5.1 Anamnese

Jede Behandlung beginnt mit einer Statuserhebung. Natürlich! Eine ausführliche Anamnese ist auch für den Behandler wichtig, der bereits mithilfe der visuellen Diagnostik oder anderer Methoden wesentliche Erkenntnisse über den Patienten gewonnen hat. Und ich möchte darauf hinweisen, dass die Statuserhebung bei jedem Patientenbesuch durchzuführen ist, da wir davon ausgehen können, dass jede Behandlung Veränderungen erzeugt hat und ein weiteres Vorgehen auf der neuen, durch die vorige Behandlung erzeugte Situation aufbauen muss.

Der Patient schildert zunächst seine Beschwerden. In diesem Stadium sind gelenkte Fragen des Behandlers zu vermeiden. Erst nach der Schilderung durch den Patienten sollte der Behandler die Gesprächsführung übernehmen. Man benutzt einfach ein „von Kopf-zu-Fuß" Schema, um die Anamnese zu strukturieren. Fangen Sie mit Beschwerden des Kopfes an und arbeiten Sie sich über den ganzen Körper bis zu den Füßen durch. Sie werden sehen, es gibt viele Probleme, die der Patient ignoriert, obwohl sie natürlich vorhanden sind. Ein erwachsener Mensch schleppt immer eine Reihe unterdrückter Krankheiten mit sich herum, die sich durch die verschiedensten Symptome manifestieren, und alle gehören in das Beschwerdebild eines Patienten.

Befassen Sie sich mit der Lebensweise des Patienten. Krankheit hat immer etwas mit unseren Lebensgewohnheiten und unseren sozialen Bezügen zu tun. Irgendetwas läuft falsch in diesem Leben. (Ernährung? Stress im Betrieb oder zu Hause? Verluste?)

Stellen Sie Störfelder oder Krankheitsherde (Narben, Zahnherde, Impfschäden usw.) fest. Wir haben keinen Behandlungserfolg, wenn wir Herde oder sonstige Störfelder ignorieren. Sie blockieren jede Therapie und müssen behoben werden, bevor wir mit unserer Therapie beginnen.

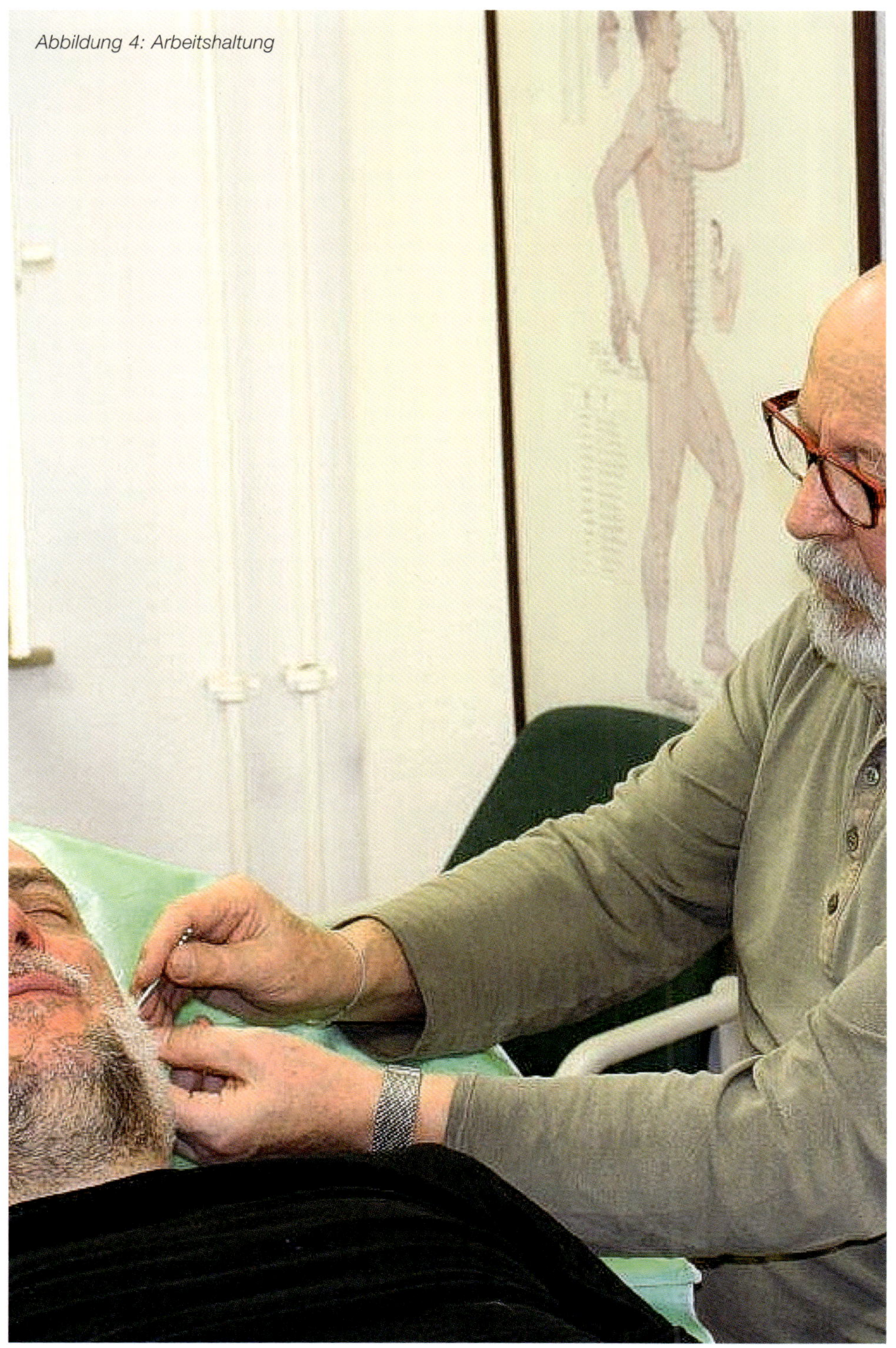

Abbildung 4: Arbeitshaltung

2.5.2 Die Behandlung

Zunächst ein Wort zu Behandlungsintervallen, Nadelanzahl pro Behandlung und Art des Einstichs:

- Man hat festgestellt, dass der Reiz der Akupunktur nach Entfernung der Nadel noch bis zu 7 Tage verbleibt. Es ist daher Fakt, dass die Wirkung, d. h. der komplexe Behandlungseindruck, noch einige Tage erhalten bleibt. Aus diesem Grund wird empfohlen, eine Behandlung nicht vor dem Ablauf von 7 Tagen zu wiederholen.
- Ich verstehe die Ohrakupunktur als eine sehr wirkungsvolle Form der Einflussnahme und muss daher Sorge tragen, dass die durch den Nadelreiz erzeugte (Energie-)Bewegung im Organismus auch abfließen kann. Insofern sind mehr Nadeln (etwa 10 bis 15 pro Ohr) besser als wenige Nadeln. Mit wachsender Anzahl der verwendeten Nadeln wird die Wirkung zwar etwas unspezifischer, aber ich vermeide so Stau oder Blockade im Organismus als Reaktion. Ein Zuviel im Ohr hat daher nichts mit der Anzahl der verwendeten Nadeln zu tun, sondern (siehe oben!) bezieht sich auf die Häufigkeit und den Abstand der Behandlung.
- Jeder Reiz, der sich im Ohr als Punkt darstellt, ist rechtwinklig unter dem Punktareal der Haut gelegen. Es ist daher notwendig, die Punkte jeweils rechtwinklig zum zu behandelnden Areal zu suchen und die Nadeln ebenso zu setzen. Die Einstichtiefe liegt bei etwa 2 mm und es ist nicht zu vermeiden, dass in Scapha, Fossa triangularis und der Concha auch in den Knorpel gestochen wird.

Für die Behandlung muss der Patient in eine Lage gebracht werden, die eine optimale Entspannung zulässt. Am besten lagern Sie ihn auf einer bequemen Behandlungsliege. Die Behandlung am sitzenden Patienten und ebenso die Ruhephase nach der Behandlung im Sitzen (bis die Nadeln gezogen werden können), sind nicht zu empfehlen. Der Patient kann sich im Sitzen nicht ausreichend entspannen und die Behandlung wird in ihrer Wirkung eingeschränkt.

Empfehlung: Man lege eine Rolle unter die Knie des Patienten, da bei längerem Liegen die durchgedrückten Knie schmerzen.

Ausnahmen bei älteren, nicht mehr hinreichend beweglichen Patienten, denen das Hinlegen zu viel Mühe bereitet, sind allerdings manchmal nicht zu vermeiden.

Der Behandler selbst sitzt in einer entspannten Arbeitshaltung seitlich des Patienten, direkt vor dem Ohr. Der Arbeitsbereich ist gut ausgeleuchtet und ergonomisch so gestaltet, dass die Behandlung in einer für den Therapeuten unverkrampften, entspannten Haltung möglich ist. Das ist von großer Bedeutung, denn eine gute Ohrakupunktur erfordert neben einer gewissen handwerklichen Geschicklichkeit auch eine Genauigkeit, die bei einer verkrampften Haltung schwerlich zu sichern ist.

Das Behandlungskonzept oder besser jeder Behandlungsschritt im Ohr muss sich aus dem (gegenwärtigen) Geschehen, das sich im Ohr abbildet, entwickeln. Die einzelnen Schritte, mit denen wir ins Ohr gehen, sind genau definiert:

- 0-Punkt kennzeichnen.

  Insbesondere für den noch nicht so geübten Ohrakupunkteur ist zu empfehlen, den 0-Punkt mit einem abwaschbaren Stift zu kennzeichnen. Er wird häufig gebraucht und es ist gut, wenn man ihn während der Behandlung nicht immer wieder suchen muss.

- Auffinden und Behandeln der Behandlungslinie.

  Da eine Behandlungslinie die Energielinie ist, auf der sich ein Krankheitsprozess abbildet, befinden sich auf dieser natürlich störungsbedingte Punkte in der Concha (innere Organe), im Wall (Rückenmark), auf der Anthelix (Bandscheiben/Wirbelkörper/Bänder, Sehnen), in der Scapha (äußere Organe) und auf der Helixkrempe (Nervensystem). Daher ist es nicht damit getan, es bei den Punkten auf der Anthelix und in der vegetativen Rinne (siehe nächster Abschnitt: Auffinden und Behandeln des Arbeitsstrahls) zu belassen. Man geht erst zum nächsten Schritt vor, wenn alle relevanten Punkte auf dem Arbeitsstrahl behandelt sind!

- Den Kreislauf regulieren.

  (siehe 2.5.2.2)

- Die Korrespondenzlinien bilden und die Korrespondenzpunkte behandeln.

  (Die Bildung und Benutzung der Korrespondenzlinien der daraus resultierenden Korrespondenzpunkte wird im Abschnitt 2.5.2.3 Korrespondenzstrahlen und Korrespondenzpunkte erklärt!)

- Organpunkte behandeln, die durch das bisherige konzeptionelle Vorgehen über Behandlungsstrahl und Korrespondenzlinien noch nicht erreicht wurden, aber in die Behandlung einbezogen werden sollen.

  Mit Arbeitsstrahl und Korrespondenzpunkten wird ein Prozess abgebildet, der vor den Symptomen liegt, der die Symptome verursacht und erklärt. Zu den Symptomen, also zu den Kopfschmerzen, dem offenen Bein oder dem Tinnitus, müssen wir jetzt erst hinkommen, um diese Probleme auch zu lösen. (Im Abschnitt 2.5.2.3 Korrespondenzstrahlen und Korrespondenzpunkte wird gezeigt, wie das Aufsuchen solcher Punkte erleichtert wird!)

- Ergänzende Behandlung psychovegetativer Zusammenhänge.

  Wir kennen von den Omega-Punkten bis zum Bordiol (oder R-Punkt) eine Reihe von Punkten im Ohr, die psychosomatische Zusammenhänge abbilden. Sie sind entweder durch die Strategie bereits im Behandlungskonzept oder können zusätzlich in die Behandlung integriert werden.

Das ist das grundsätzliche Vorgehen, um über das Ohr zu therapieren. Schritt für Schritt wird dieses Konzept umgesetzt. Dabei warten bei den einzelnen Schritten, wie beim Auffinden und Behandeln des Arbeitsstrahls oder dem Umgehen mit den Korrespondenzen, Schwierigkeiten, die einer zusätzlichen Anleitung bedürfen:

2.5.2.1 Die Behandlungslinie[6] (Zweiter Schritt)

Nach Kennzeichnung des 0-Punktes beginnen wir mit dem Auffinden und Behandeln des Behandlungsstrahls und gehen dabei wie folgt vor:

- Palpieren der Wirbelsäule (Anthelix) und gestörtes (druckdolentes) Segment markieren.

  Ich habe den Daumen hinter dem Ohr und drücke mit dem Zeigefinger auf die Anthelix. Ich prüfe die Anthelix je nach Größe des Ohres in 4 oder 5 Abschnitten (Halswirbelsäule, Brustwirbelsäule, Lumbale und Sacrum) auf Druckdolenz. Der Abschnitt, der für den Patienten am schmerzhaftesten ist, ist der, über den der Arbeitsstrahl verläuft.

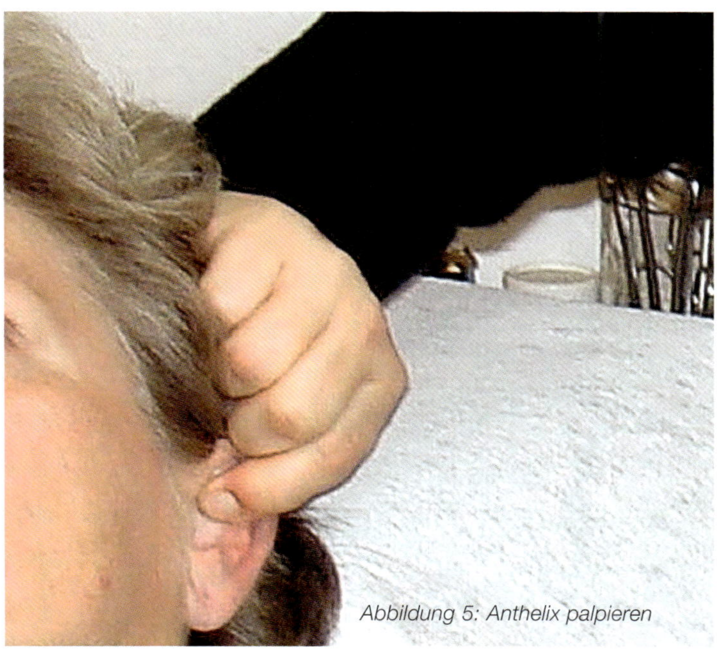

Abbildung 5: Anthelix palpieren

- Segment auf vegetative Rinne reflektieren.

  Um den exakten Verlauf des Arbeitsstrahls zu finden, reflektiere ich das gefundene Segment der Anthelix auf die vegetative Rinne. Dabei betrachte ich das Segment vom 0-Punkt aus, sodass dadurch eine Figur wie ein Tortenstückchen entsteht, deren Spitze der 0-Punkt

6 Der Begriff Behandlungslinie ist identisch mit Behandlungsstrahl oder Arbeitsstrahl!

und deren Breitseite die in der vegetativen Rinne entstandene Strecke bildet.

- Hier, in der reflektierten Zone der vegetativen Rinne, den wichtigsten (d. h. schmerzhaftesten) Punkt aufsuchen.

  Wir beginnen mit der Suche immer in der Mitte des gefundenen Segments.

- Eine fiktive Linie von diesem Punkt (auf der vegetativen Rinne) zum 0-Punkt bilden.
- Einen Punkt auf dem Schnittpunkt dieser Linie mit der Anthelix suchen.

  Wenn auf der Linie vorhanden, dann ist das der Arbeitsstrahl.

Alle Punkte des Behandlungsstrahls behandeln. Auf der Anthelix beginnen!

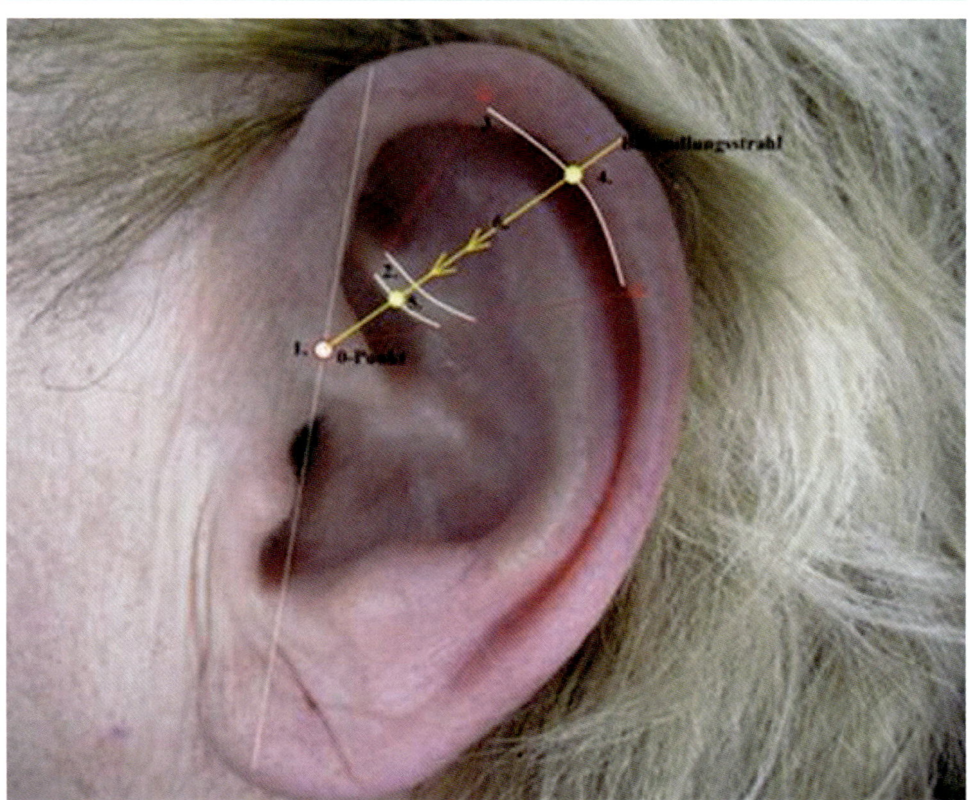

Abbildung 6: Die Schritte zum Behandlungsstrahl

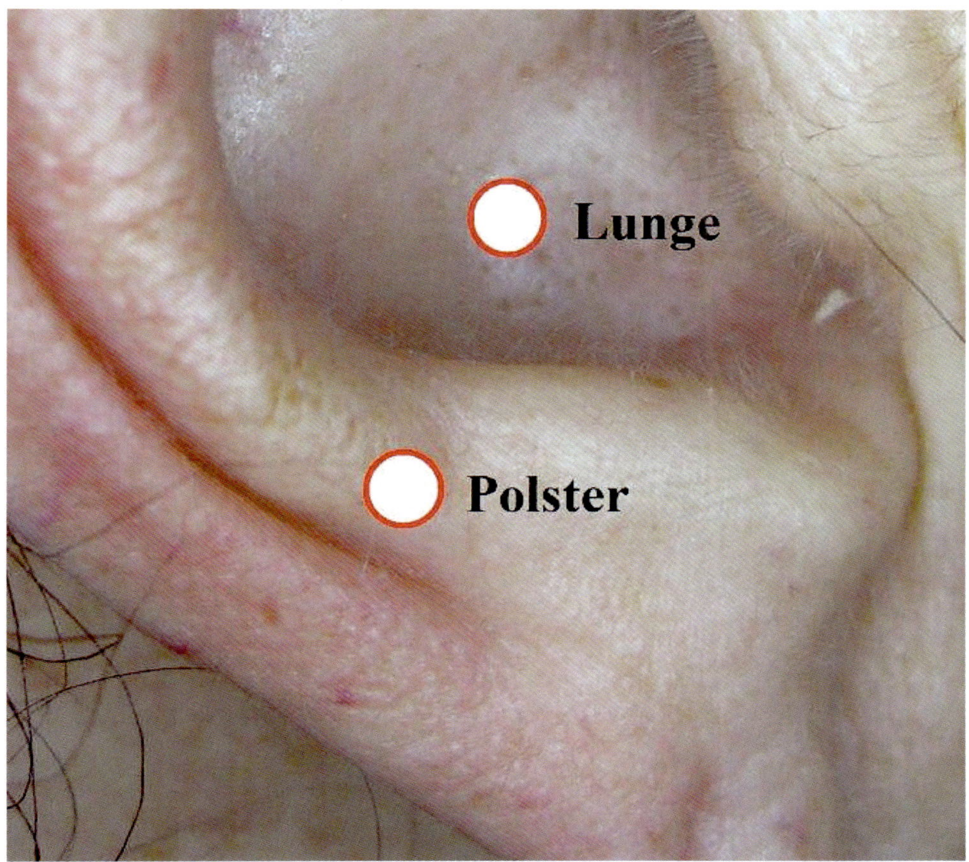

Abbildung 7: Polster, Lunge

2.5.2.2 Kreislauf regulieren (Dritter Schritt)

Mit der Behandlung der Behandlungslinie wird eine komplexe Wirkung auf den Organismus ausgeübt. Daher ist nach diesem Behandlungsabschnitt der Kreislauf zu sichern. Meist geht es jetzt darum, das angeregte Geschehen auszugleichen. Dafür suchen wir einen Punkt auf dem Atlas, der als „Polster" bekannt ist. Die Nadel wird in das durch seine Knorpelstruktur auffällige „Polster", in die Richtung des Verlaufs der Wirbelsäule (Anthelix) im Ohr gesetzt.

Bei Kreislaufschwäche und Absinken des Pulses wird ein Lungenpunkt präferiert, der mitten im Lungenfeld liegt. Er wird häufig als Punkt 100 (Herz) bezeichnet, regt den Lungenkreislauf an und kräftigt den Kreislauf.

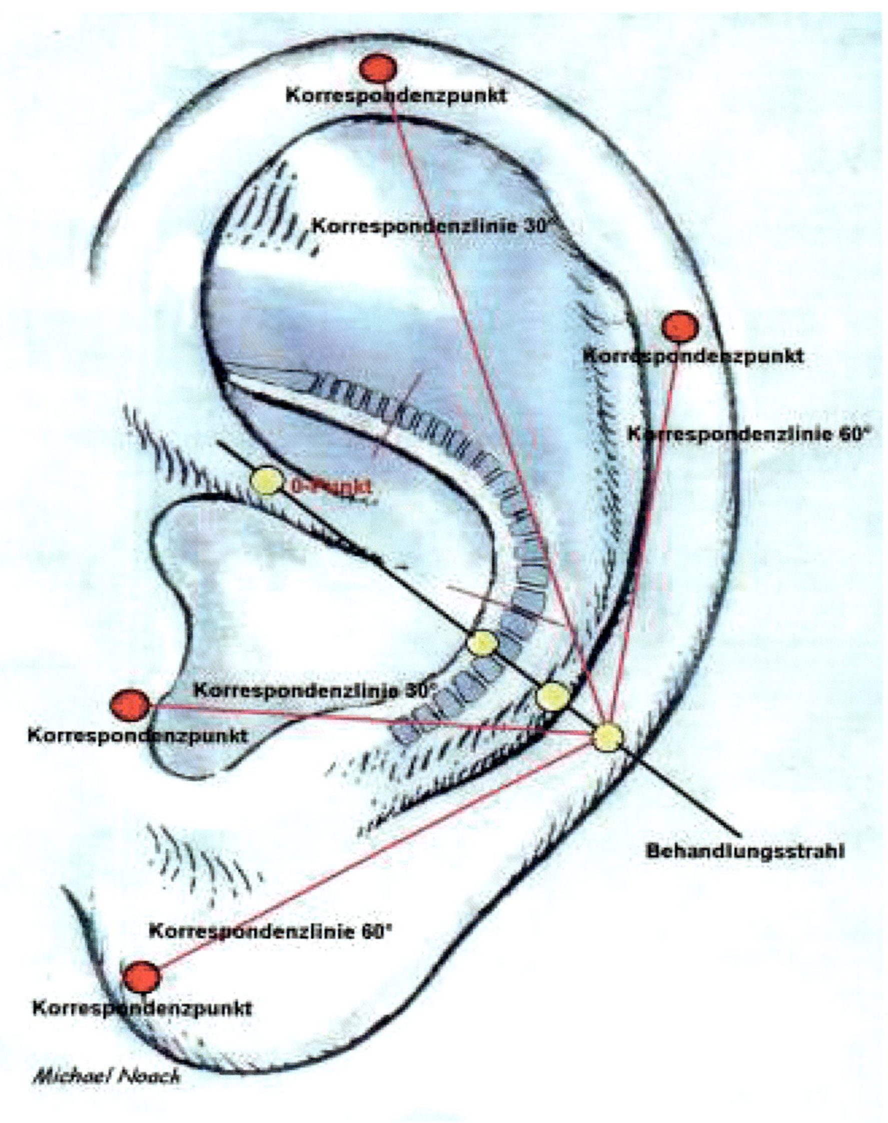

Abbildung 8: Arbeitsstrahl (gelb), Korrespondenzstrahlen und Korrespondenzpunkte

2.5.2.3 Korrespondenzstrahlen und Korrespondenzpunkte (Vierter Schritt)

Ein weiterer Schritt ist das Auffinden der Korrespondenzpunkte und des Korrespondenzsstrahls in einem Winkel von 30° oder 60° zum Arbeitsstrahl. Die Korrespondenzstrahlen bauen sich auf dem Arbeitsstrahl mit einem Winkel von 30° bzw. 60° auf. Es ist nützlich, sich vorher ein

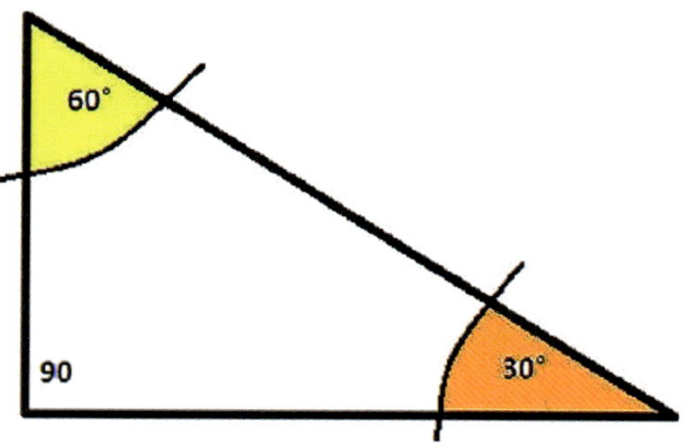

Abbildung 9: Der Winkel

Dreieck mit den entsprechenden Winkeln (siehe unten!) zu basteln. Dieses Dreieck legen Sie mit der Spitze des gewünschten Winkels (30 oder 60°) auf dem Schnittpunkt des Arbeitsstrahles mit der Helixkrempe, also auf der Helixkrempe, an!

Die Winkel, vom Arbeitsstrahl 30° bzw. 60° nach oben und 30° bzw. 60° nach unten ausstrahlend, bilden die Korrespondenzlinien.

Die Korrespondenzstrahlen laufen also jeweils von dem Schnittpunkt des Arbeitsstrahls auf der Helixkrempe über das gesamte Ohr. Dort, wo sie den äußeren Ohrrand auf der Helixkrempe, dem Lobulus oder dem Tragus schneiden, liegt in der Regel ein Korrespondenzpunkt. Aus der jeweiligen Bedeutung dieser Korrespondenzpunkte ergibt sich eine die Aussagen des Arbeitsstrahls ergänzende Sicht auf den Krankheitsprozess

2.5.3 Die Behandlung Organ- und psychosozialer Punkte

Mit den bisher beschriebenen Schritten haben wir auf dem Arbeitsstrahl und im Schnittpunkt der Korrespondenzlinien mit dem Ohrrand Punkte gefunden, die einen Prozess beschreiben, der akut eine Reihe von Symptomen erzeugt. Hier ergibt sich jetzt die Chance, zunächst die Ursache solcher Symptome (wie Glieder- oder Kopfschmerzen, Hautprobleme oder Depression) zu regulieren. Erst jetzt nehmen wir uns auch das Symptom vor, gehen wir zur Hautaffektion, zum Schmerz am Gelenk oder am Kopf.

Durch dieses Behandlungskonzept, über die Linien und geometrischen Formen (Arbeitsstrahl, Korrespondenzlinien usw.) kommt man sehr schnell auf den richtigen, exakt auf das jeweilige Symptom zutreffenden Punkt. Nehmen wir an, Ihr Patient hat Kopfschmerzen (Hinterkopf) und der Korrespondenzpunkt 60° nach unten läuft in Ihrem durch die Strategien entstandenen Bild tatsächlich über Hinterkopf, dann wird der Reflexpunkt für diesen Kopfschmerz auf dieser Linie im Areal des Kopfes auffindbar sein. Das Knieproblem entdecke ich auf Korrespondenzstrahl im Bereich des Beinareals.

2.5.3.1 Zusammenfassung

- Das Auffinden und Behandeln des Arbeitsstrahls ist eine erste Hürde für den Anfänger. Hat er die Punkte in der vegetativen Rinne und auf der Anthelix gefunden und sie befinden sich auf einer Linie, die auch durch den 0-Punkt geht, sollte er diese beiden Punkte schnell nadeln. (Erste Nadel auf der Anthelix!!!) Die Linie ist jetzt durch die genadelten Punkte und den 0-Punkt festgelegt. Nun müssen weitere relevante Punkte auf dieser Energielinie gefunden werden. Zunächst geht man auf die Helixkrempe. Dort, im Schnittpunkt des Arbeitsstrahls mit der Krempe, ist fast immer ein Punkt zu finden. Weitere Punkte werden je nach Lage der Linie in der Fossa triangularis, der Scapha, auf dem Wall oder/und in der Concha liegen. Es wäre jetzt ein Fehler, die Linie in diesen Bereichen millimeterweise abzusuchen. Es ist auch nicht nötig, denn einmal verfügen wir aufgrund der Anamnese über Informationen, die schon einmal Behandlungsschwerpunkte setzen. Wir sollte also die entsprechenden Areale, über die der Arbeitsstrahl führt und die laut Anamnese etwas mit dem Geschehen zu tun haben, prüfen. Und zum anderen sehe ich im Verlauf der Linie Akutzeichen, Strukturmerkmale oder Gefäße. Also suche ich im Verlauf der Linie zunächst Auffälliges und dann natürlich in den Arealen der Organe, die ich bereits als behandlungsbedürftig ausgemacht habe. Nur dort!!! Das heißt, wenn mein Arbeitsstrahl über Hüfte und Niere geht, werde ich hier prüfen, ob ich in diesen Arealen einen Punkt auf der Linie finde und könnte dann auch gleich den Dickdarmbereich prüfen, denn mein Arbeitsstrahl führt auch dort hin. Am Ende hat man 4 oder 5 Nadeln auf dem Arbeitsstrahl gesetzt.

- Der erste, grundlegende Behandlungsabschnitt ist mit den Schritten
    - 0-Punkt festlegen,
    - Arbeitsstrahl finden und behandeln,
    - Kreislauf regulieren und
    - Korrespondenzlinien sowie Korrespondenzpunkte auffinden

  abgeschlossen. Dieser Abschnitt ist entscheidend für den weiteren Behandlungserfolg. Denn wenn man die Linien exakt ausgeführt und die Winkel richtig angelegt hat, führen die Korrespondenzlinien auch zu den Symptomen.

Das eigentliche Problem dabei ist die Genauigkeit, die die Ohrakupunktur verlangt einzuhalten. Und es verlangt handwerkliches Geschick und Gelassenheit, um den Erfolg zu finden, den dieses System bereithält.

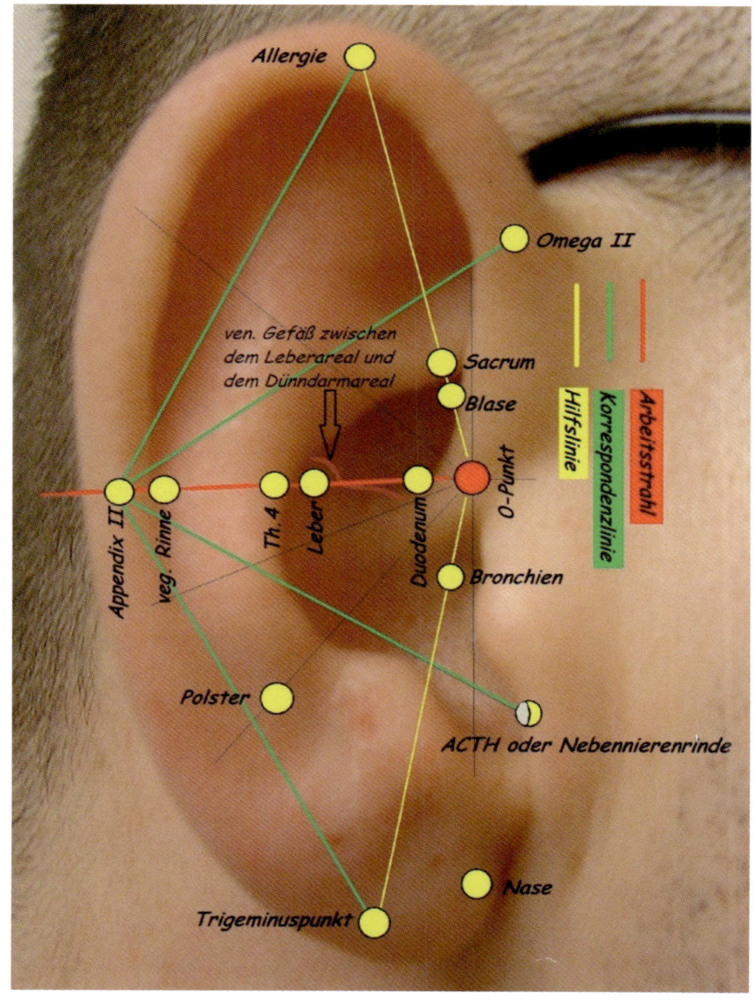

Abbildung 10:
Behandlungsbeispiel

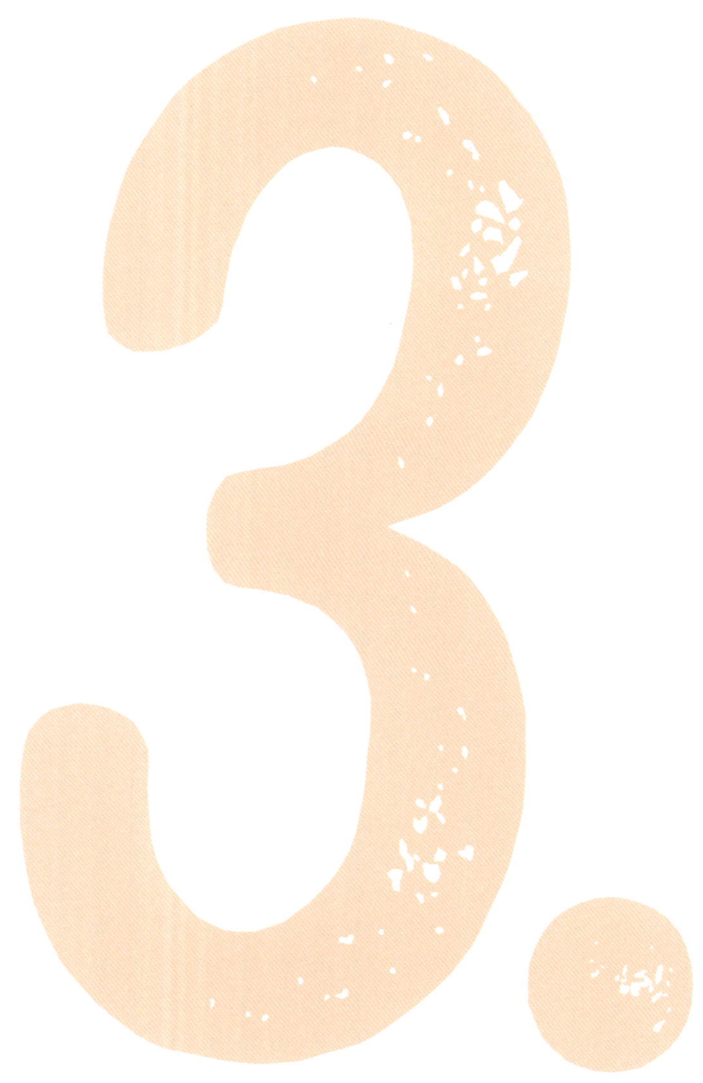

Visuelle Diagnostik des Ohres

Die Weitergabe von genetischen Merkmalen auf die Nachkommen findet statt, das ist unumstritten. Und obwohl das neu entstandene Leben durch die Merkmale der Eltern geprägt wird, ist nach der Geburt ein völlig neues, anderes Menschenkind entstanden. Ein neuer Mensch mit einer ganz persönlichen, genetischen Prägung, ein Unikat!

Im Verlaufe eines Lebens, je älter man wird, umso gebieterischer mischt sich dieser Umstand ein, entwickeln sich zusätzlich durch Erziehung, Erfahrungen und gesellschaftliche Normen beeinflusst unterschiedliche Lebensstrategien. Sie sind das, was den Menschen als gesellschaftliches Wesen schließlich ausmacht, wie er denkt, handelt oder auf andere wirkt, und natürlich nicht ausschließlich (aber auch!) seiner genetischen Disposition geschuldet.

Form und Gestaltung des Ohres vermitteln also Informationen über die Konstitution eines Menschen, über seine Disposition in Bezug auf Krankheiten und im weitesten Sinne über Lebensstrategien, die genetisch disponiert sind und häufig Grundlage für Verhaltensweisen sind. Akute Zeichen, die sich aufgrund von Belastungen im Ohr herausbilden, weisen auf gegenwärtiges Geschehen.

Übrigens:

Bietet sich entsprechend der gegenwärtigen Situation eines Menschen kein Konfliktpotenzial, dürfen wir davon ausgehen, dass ein Mensch hauptsächlich gesund ist. Es ist immer völlig egal, welche Form oder Struktur ein Ohr hat, wenn dessen Träger gesund und fröhlich ist. Ich und meinesgleichen betrachten Ohren immer nur wirklich diagnostisch, wenn dieser Mensch unsere Hilfe benötigt, weil er krank ist.

Die Besichtigung des Ohres kann also Hinweise auf eine genetische Disposition und auf eine gegenwärtige Reaktionslage geben, und es lohnt sich dieses zu tun, d. h. das Ohr zu diesem Zwecke zu besichtigen. Visuelle Diagnostik, Erkenntnisse durch die intensive Betrachtung des Ohres. Wer hätte das gedacht? Ich habe mein Irisdiagnosegerät längst in die Ecke gestellt, weil mir das Ohr ebenso viele Informationen liefert, wie sie mir bislang das Auge geliefert hat.

Ziel der visuellen Diagnostik ist es, Zusammenhänge wahrzunehmen und zu bewerten, die sich erst bei Konflikten unweigerlich körperlich und mental auf das Gesamtbefinden auswirken und Krankheit erzeugen können.

Schon immer war diese Fähigkeit ein unentbehrliches Rüstzeug für den kundigen Behandler. Natürlich kommt es darauf an, sich eine absolute Objektivität zu bewahren und das Sichtbare nicht zu moralisieren. Wer moralisiert, verliert seine Fähigkeit, die Realität richtig zu bewerten.

Aus der chinesischen Medizin stammt die Ansicht, dass große Ohren auf eine gute Erbenergie schließen lassen. Das hätte damit zu tun, dass die Ohren ein Abbild der Nieren sind, aus denen die Lebenskraft entspringt. Man spricht in diesem Falle übrigens nicht nur von den Nieren als Organ, sondern vom Nierenkreislauf und davon, dass Kraft und Willen von der Funktion desselben abhängen. Wenn jemand also „kleine Ohren" hat, muss man wohl davon ausgehen, dass er auch generell weniger Kraft zur Verfügung hat. Und weiter in diesem Kontext geht die chinesische Medizin davon aus, dass Depression und Trauer Ausdruck schwacher Nieren sind.[7] Kleine Ohren signalisierten Energiemangel mit Folgen wie Verzagtheit, Ängstlichkeit, Entschlusslosigkeit usw. und große Ohren seien dementsprechend genetische Zeichen für eine große Lebensenergie. So kommt ein Mensch auf die Welt. Die eigentliche Frage ist aber, was fängt er mit der jeweiligen Disposition in seinem Leben an? Denn seine genetische Disposition war nur der Ausgangspunkt einer Entwicklung, die in ihrem Verlauf immer eindrücklicher durch soziale Normen und Werte, oder allgemein gesagt, durch die Welt, in der er lebt, geprägt wird.

Solange die Strategien, die sich darauf beruhend entwickelten, den allgemeinen Lebenssituationen entsprechen, ist alles gut. Ist das jedoch nicht der Fall, kommt es zwangsläufig zu Konflikten, die, werden sie nicht gelöst, krank machen. Betrachte ich (chronisch-)kranke Patienten, stehe ich praktisch vor den Folgen falscher Lebensstrategien. Die nicht gelösten Konflikte sind die Ursachen für Störungen des Organismus. Und gleichzeitig, das wird aus diesem Betrachtungswinkel auch deutlich, sind die so entstehenden Krankheiten immer einmalig, d. h. auf die betroffene Person bezogen, die es ereilt hat. Sie sind das Ergebnis der Reaktion auf deren eigenes Leben und treffen auf ein nicht kopierbares Unikat.

Eine ausführliche Anamnese ist der erste Schritt in unserer Praxis. Erst danach folgt die Visuelle Diagnostik. Durch die Anamnese und natürlich mit unseren Kenntnissen der Ohrsomatotopie können wir die Zeichen

7 Und der Zorn kommt aus der Leber!

des Ohres lesen, sehen wir die genetische Disposition und gegenwärtige Organreaktionen eines Menschen und haben so die Möglichkeit, Ursachen und Reaktionszusammenhänge des Organismus in einen kausalen Bezug auf die jeweilige Krankheit des Betroffenen zu bringen.

Exkurs:

Für die Reaktionslage eines Menschen typische Merkmale finden wir in vielen Reflexzonen des Körpers, also im Gesicht, an den Händen, in und auf der Nase, auf der Zunge, an den Füßen, an der Wade usw. ... Sie geben dem Kundigen Hinweise auf Krankheitsbereitschaften, auf akute Organerkrankungen und abgeschlossene Krankheitsprozesse. Alle erzeugen Reaktionen auf den Reflexzonen und können Grundlage einer visuellen Diagnostik sein. In China ist man der Auffassung, allein die Betrachtung des Gesichts zeige zum Beispiel dem erfahrenen Therapeuten Lebensstrategie, Krankheitsbereitschaft und gegenwärtige körperliche Schwachstellen. Man sagt: „Das Gesicht ist der Spiegel der Seele." Von der Geburt bis etwa zum 17. Lebensjahr sei das Gesicht geprägt von der genetischen Disposition und dem Einfluss der Eltern. Danach erst käme der Übergang zur eigenen Verantwortung. Mit spätestens 40 habe man gemäß seinem gelebten Leben ein glückliches oder ein verbittertes oder ein unglückliches Gesicht. Hinsichtlich der Gesichtsform wird behauptet, dass die im Organismus dispositiv vorherrschende Energiesituation, beschrieben als Yin- oder Yang-Situation, ein Gesicht geprägt hat

Ein „Yang-Mensch" hat ein rundes, dickes, auf jeden Fall von oben nach unten breiter werdendes Gesicht. Die Stirn ist kurz/schmal. Er hat sichtbare, eventuell abstehende Ohren, eine kräftige

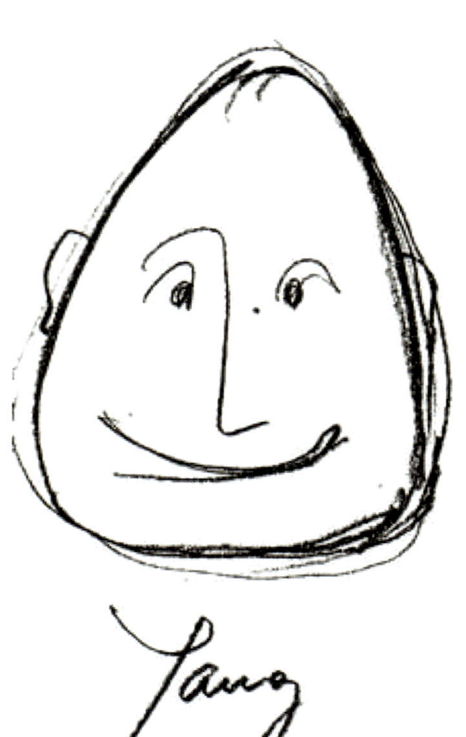

Abbildung 11: Ein Yang Gesicht

Nase, einen ausgeprägten Mund mit starken Lippen, einen kurzen, dicken Hals und breite, hohe Schultern. Die Yang-Konstitution zeichnet sich durch körperliche und geistige Aktivität, große Leistungsreserven, Ausdauer und rasche Erholung nach Anstrengungen aus.

Seine besonderen Reaktionen sind sehr kräftige Abwehrreaktionen (Fieber, Entzündungen, heftige Schmerzen, die nicht lange anhalten). Das sind die sogenannten Yang-Krankheiten. Sie kommen und gehen schnell. Ihr Verlauf ist in der Regel überschießend und durch Energieüberschuss geprägt und die zu ergreifenden Maßnahmen müssen ausleitend, beruhigend und regulierend sein.

Die Krankheitsprognose ist bei Yang-Krankheiten besser als bei Yin-Krankheiten.

Das „Yin-Gesicht ist dagegen ist ein längliches Gesicht mit einer breiten, hohen Stirn. Die Ohren liegen an. Es hat eine schmale Nase und einen schmalen Mund. Der Hals des Yin-Menschen ist lang, und die Schultern sind schmal und hängend. Der Yin-Konstitutionstyp zeichnet sich durch ein geringeres Leistungsvermögen und die Notwendigkeit langer Erholungsphasen nach Belastung oder Krankheit aus. Sowohl in körperlicher als auch in seelischer Hinsicht ist dieser Typus durch eine sensible, auf zu viele Lebensumstände reagierende Verhaltensweise geprägt.

Yin-Krankheiten haben die Tendenz chronisch zu werden. Der Krankheitsverlauf ist eher langwierig und eine Heilung braucht Zeit.

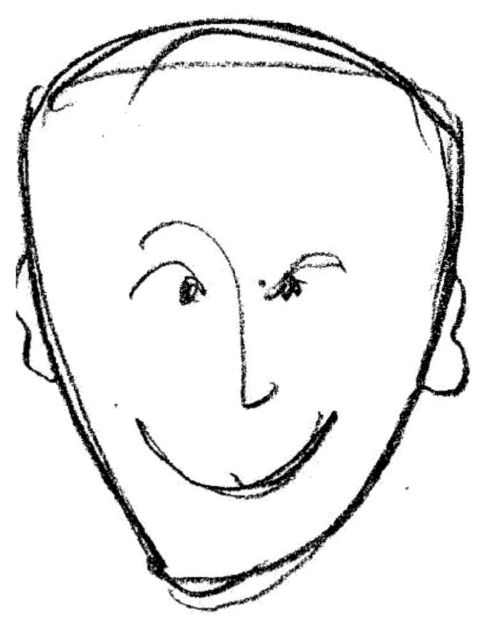

Abbildung 12: Ein Yin Gesicht

3.1 Anatomie und Strukturbereiche des äußeren Ohres

Die Ohrmuschel ist der von vorn sichtbare Teil des Ohres. Sie bildet quasi einen Trichter um die äußere Öffnung des Gehörganges [(lat.) Meatus accusticus externus]. Das Stützgerüst wird durch einen elastischen Knorpel gebildet, der von der Knorpelhaut, dem Perichondrium, überzogen wird. Das Relief des Ohres bildet eine prägnante Struktur und liefert den Rahmen und die Abgrenzungen der verschiedenen Ohrzonen.

Da sich Ohren mit der Entwicklung, die ein Mensch macht, nicht verändern, sind das, was wir wahrnehmen und bewerten, seine grundsätzlichen, die ererbten Reaktionsmuster. Sie bleiben unverwechselbar, auch wenn die äußeren Lebensräume und die Erfahrungen unterschiedlicher Individuen identisch sein können. Wenn man sich fragt, warum jemand so und nicht anders reagiert oder zumindest ganz anders, als man selbst auf die gleiche Situation reagiert hätte, muss man diese der betrachteten Person eigenen Grundeigenschaften in Betracht ziehen. Und hier zeigt sich:

Jeder Mensch ist ein Unikat!

Diese Einmaligkeit der Person sieht man, wenn man Ohren betrachtet. Kein Ohr gleicht dem anderen. Jedes Ohr weist auf das personotrope Reaktionsmuster des betrachteten Menschen.

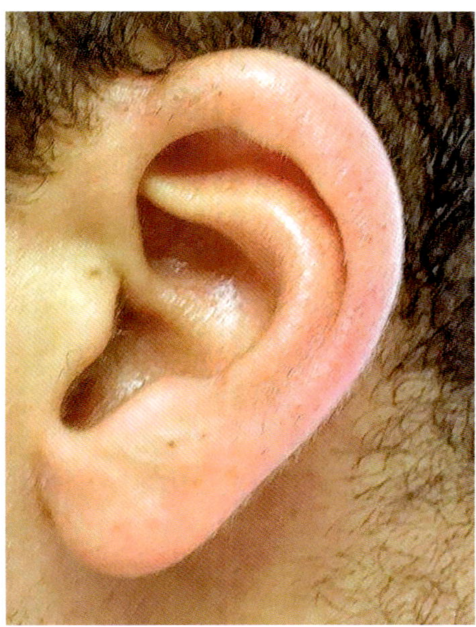

Abbildung 13

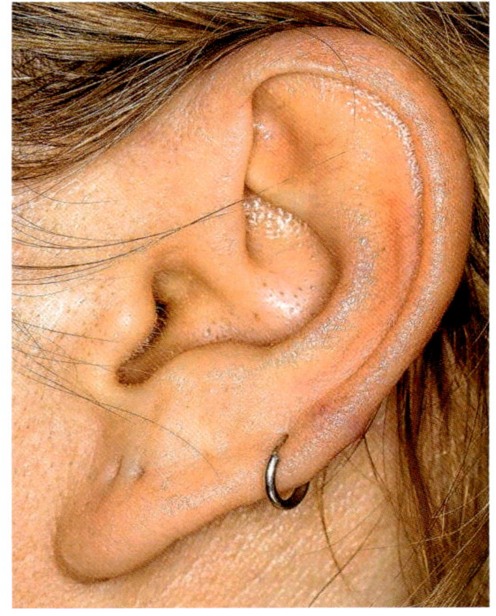

Abbildung 14

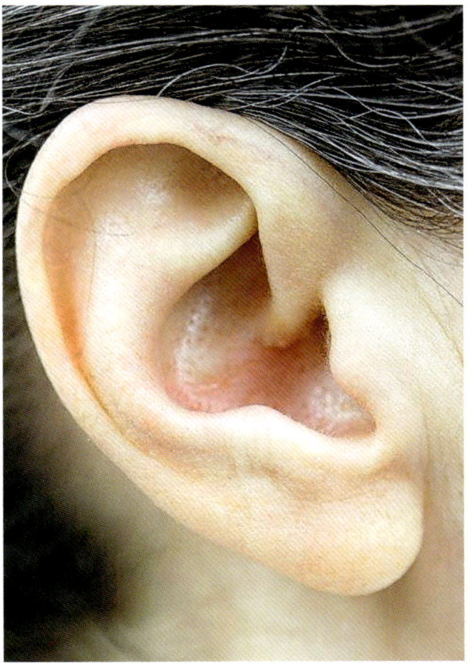

Abbildung 15

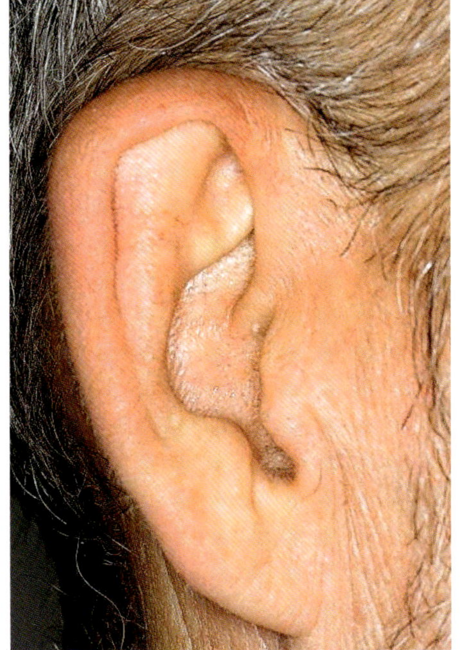

Abbildung 16

Abbildung 17

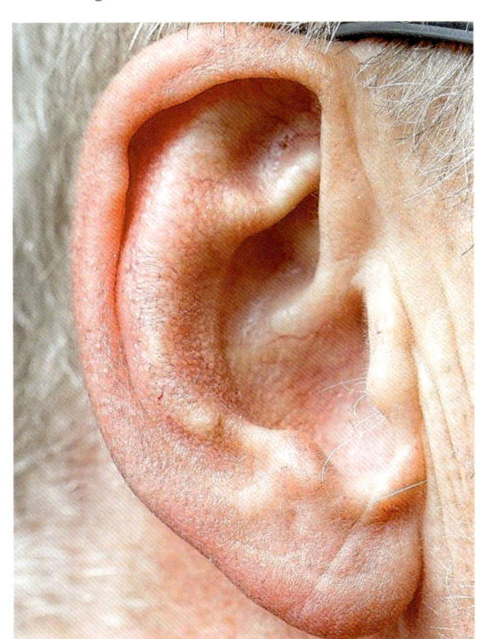

Abbildung 18

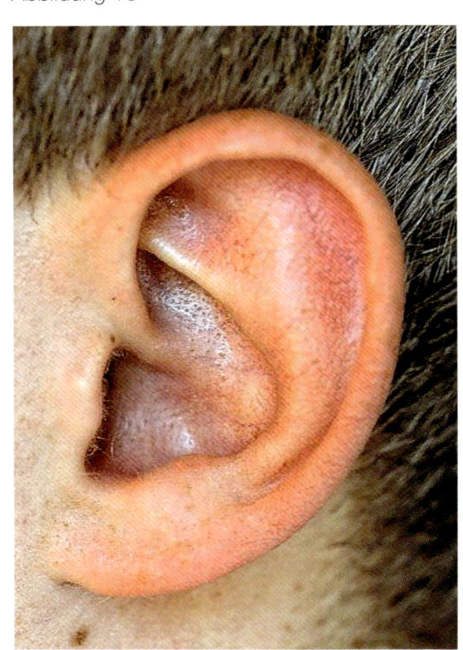

Professionell betrachten wir Ohren eigentlich nur, um Erkenntnisse im Zusammenhang mit einer Erkrankung zu gewinnen. Ohren bilden auf eine besondere Art eine genetische Disposition, eine ererbte Voraussetzung, das Leben zu gestalten, ab. Auf dieser Grundlage entwickelt jeder Mensch, beeinflusst durch den Lebensprozess, seine Sozialisierung in einer Gruppe sowie deren Normen und Gewohnheiten, ganz eigene (Über-)Lebensstrategien. Seine am Ende daraus resultierende Persönlichkeit lässt sich an den Ohren allerdings nicht ablesen. Und es ist für uns auch absolut uninteressant, welche Form Ohren haben, solange der Betrachtete gesund ist.

Ausgangspunkt für solche Erkenntnisse ist die Bewertung von Form, Größe und Gestalt des Ohrs sowie seiner strukturellen Ausgestaltung. Der zweite Blick gilt dann der Form, Größe und Gestalt der einzelnen Strukturelemente von der Helix bis zur Concha.

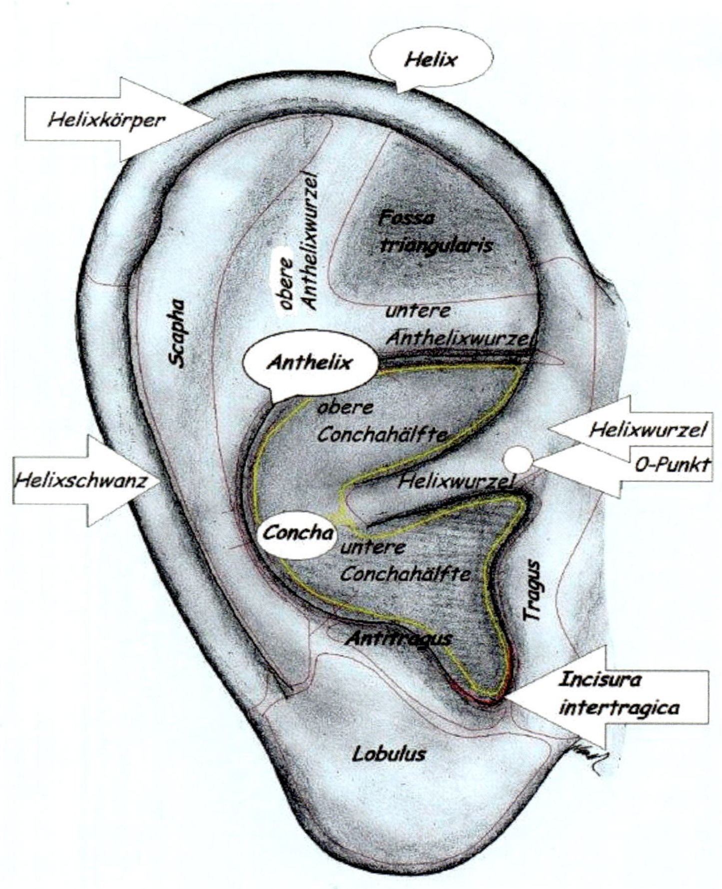

Abbildung 19: Die Strukturelemente des Ohres

3.1.1 Die Helix

Die äußere Form wird durch die Helix (die Ohrkrempe) geprägt. Sie entwickelt sich aus der Helixwurzel [(lat.) Radix helixis], die in der Ohrmitte beginnt. Den bis zur Ohrspitze aufsteigenden Teil der Helix bezeichnen wir als aufsteigenden Helixschenkel [(lat.) Crus helixis]. Er geht in den Helixkörper [(lat.) Corpus helixis] über. Dieser senkt sich jetzt zunächst bis zum Tuberculum Darwini. Das ist ein nicht immer sichtbares, häufig nur tastbares Knötchen auf dem oberen Drittel der zum Lobulus abfallenden Helix. Hier beginnt der Helixschwanz [(lat.) Cauda helixis], der gut zwei Drittel der äußeren abfallenden Helix ausmacht. Er endet mit einem sanften Übergang am Lobulus.

3.1.2 Die Anthelix, die Anthelixwurzeln und die Fossa triangularis

Die Anthelix hat eine ebenso markante Struktur, eine knorpelige, feste Kante am Rand der Grube in der Ohrmitte. Sie verläuft weitgehend parallel zur Helix als Corpus anthelixis und entspringt dem kranialen Teil des Ohres in zwei Wurzeln. Man nennt diese Wurzeln obere Anthelixwurzel (Crus superius) und untere Anthelixwurzel (Crus inferius). Diese umschließen eine dreieckige, leicht abgesenkte Fläche, die man Fossa triangularis nennt.

3.1.3 Die Concha

Die tiefe Grube in der Mitte des Ohrs nennt man Concha. Die Helixwurzel (siehe oben!) teilt die Concha in einen oberen Teil [(lat.) Hemiconcha superior] und einen unteren Teil [(lat.) Hemiconcha inferior]. Sie sind mit dem Schädel verwachsen und werden im Schwerpunkt durch den Vagusnerv innerviert. Dadurch erhält diese Zone einen vegetativen Tonus.

Die Concha ist eine Reflexzone der inneren Organe. In der unteren Hälfte (Hemiconcha inferior) werden im Schwerpunkt die Reflexe der Organe des Respirationstraktes (Lunge, Bronchien), die nach chinesischer Auffassung zum Bereich des oberen Dreifacherwärmers gehören, abgebildet. Aber auch die Teile des oberen Verdauungstraktes (Schlund, Ösophagus, Mageneingang) bilden sich hier in unmittelbarer Nähe der Helixwurzel ab und gegenüber zum Lobulus hin zusätzlich komplexere Zusammenhänge (endokrine Steuerungspunkte der Hypophyse). In der unteren Hälfte (Hemiconcha superior) sind die Reflexe von Niere, Blase,

Leber, Milz, Pankreas, Magen, Darm zu finden. Organe und Organsysteme, die den Bereichen des unteren und mittleren Dreifachenerwärmers zugeordnet werden.

3.1.4 Die Scapha

Zwischen Anthelix, Crus anthelixis superior und Helix (Helixkörper und Helixschwanz) liegt eine sich vertikal zunächst verbreiternde und später am Schnittpunkt der Helixkrempe mit der Crus anthelixis superior spitz zusammenlaufende Fläche, die Scapha.

3.1.5 Der Lobulus

Das untere Ohr ist das aus elastischem Bindegewebe geformte Ohrläppchen, der Lobulus. Seine Gestaltung ist sehr unterschiedlich (frei hängend oder angewachsen, groß oder klein usw.) und prägt die Ohrform in gravierendem Maße. Hier findet man u. a. Somatotopien des gesamten Kopfes.

3.1.6 Der Tragus

An dem am Kopf angewachsenen Teil des Ohres direkt über dem Ohrloch befindet sich der Tragus. Es handelt sich um eine rudimentäre „Klappe“ in Form eines kleinen dreieckigen Knorpels, die sich wohl aus einer frühen Entwicklungsstufe des Menschen erklärt. Im Schwerpunkt bilden sich hier nervale Störungen ab. Und so wird auch die Fläche des Tragus und das davor gelegene Areal als Zone des psychosomatischen Ausgleichs bezeichnet.

Auf dem Tragus liegt eine Zone des psychosomatischen Ausgleichs und füllt diesen ganz aus. Sie beginnt kranial mit dem für die Psychotherapie wichtigen R-Punkt (Bordiol) und erstreckt sich bis zum Antiaggressionspunkt. Alle sich in diesem Areal abbildenden Punkte spiegeln nervale Störungen des Organismus wider. Sie gehen häufig mit Wesensveränderungen (Depression, Zorn, Traurigkeit usw.) einher. Man kann sie daher als Punkte bezeichnen, deren Nadelung bei Gesundheitsstörungen besonders die psychische Komponente beeinflusst. Sie haben eine besondere Beziehung zu den beiden Hemisphären des Hirns und wirken auf diese koordinierend und ausgleichend. Sie werden ergänzend angewandt, wenn die vegetativ ausgleichenden Punkte wie der Antiaggressionspunkt oder andere psychovegetative Punkte in ihrer Wirkung versagen.

3.1.7 Der Antitragus

Dem Tragus quasi gegenüber, als obere Begrenzung des Lobulus bis zum unteren Ende der Anthelix reichend, befindet sich der Antitragus, eine wie der Tragus dreieckige, knorpelige Vorwölbung.

3.1.8 Die Incisura intertragica

Und zwischen Tragus und Antitragus liegt ein Einschnitt, den man die Incisura intertragica nennt. Sie hat große Bedeutung, weil sowohl an den Knorpelkanten der Incisura als auch auf dem hier sichtbaren Conchaboden wichtige, insbesondere endokrine, Steuerungspunkte liegen.

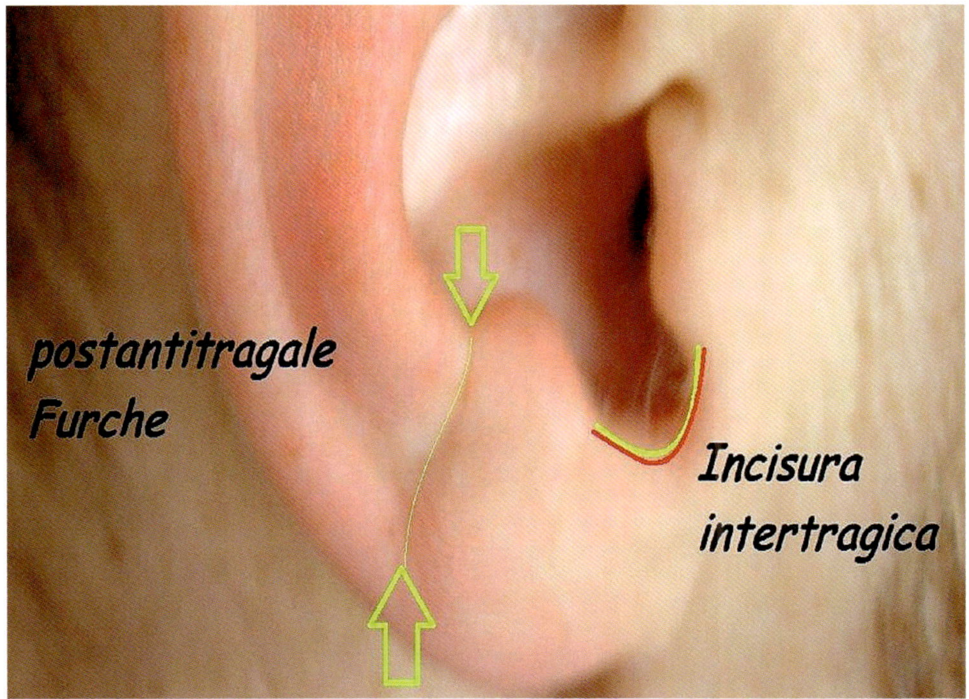

Abbildung 20: Incisura intertragica und postantitragale Furche

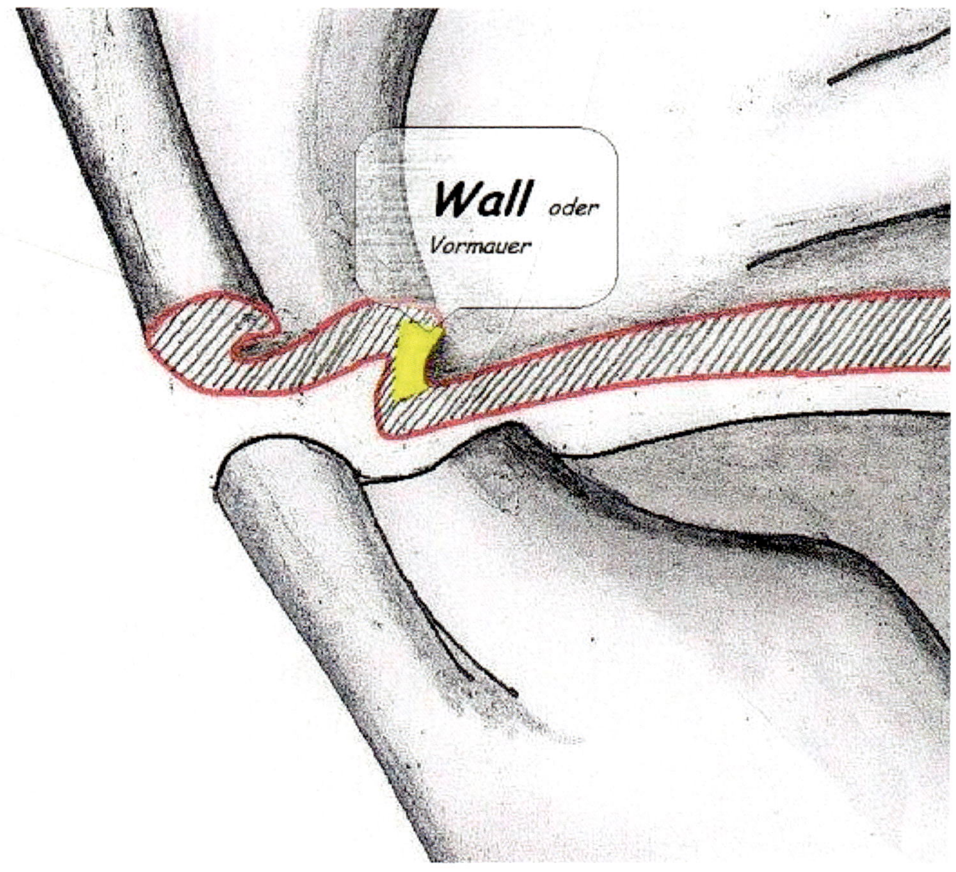

Abbildung 21: Wall oder Vormauer

3.1.9 Die postantitragale Furche

Am Ende des Antitragus und diesen von der Anthelix abtrennend bildet sich ein weiterer Einschnitt ab, der den Übergang vom Kopf (Hinterkopf) zur Halswirbelsäule markiert. Die hier sich herausbildende postantitragale Furche scheidet auch den Lobulus von der Scapha.

3.1.10 Der Wall oder die Vormauer

Die Kurvatur zwischen dem Conchaboden und der Anthelixkante nennt man Wall oder Vormauer. Hier findet man die Projektion der Bandscheiben sowie die nervaler und endokriner Steuerungen (Rückenmark) mit direktem

Bezug auf die Wirbelsäule auf der Anthelix und der in der Concha am Conchaboden sich abbildenden Organe.

3.1.11 Die Rückseite des Ohres

Der frei zugängliche Bereich der Ohrrückseite ist, da die Concha durch den Schädelkontakt nicht sichtbar ist, kleiner als die Vorderseite. Das immer noch erreichbare Relief der Ohrrückseite folgt der Struktur des vorderen Ohres, ist aber in seiner Beschaffenheit weit weniger dramatisch strukturiert. Es zeigt erwartungsgemäß dort Rinnen, wo es auf der Vorderseite Aufwölbungen gibt usw. Man findet hier die Rückseiten von Anthelix einschließlich der Vormauer, Scapha, Fossa triangularis und Helix.

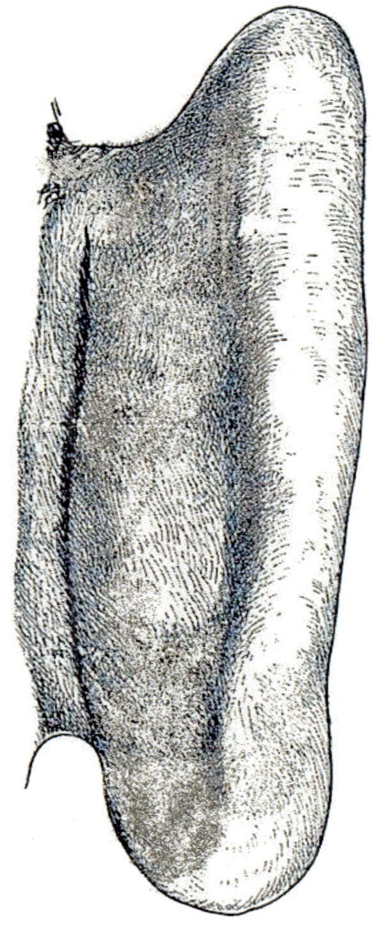

Abbildung 22: Ohrrückseite

Tatsächlich spielt die Ohrrückseite in den gegenwärtigen Auffassungen über die Ohrakupunktur eine untergeordnete Rolle. Das liegt einerseits daran, dass gut 90 % der vertebral induzierten Störungen über die Ohrvorderseite erfolgreich behandelt werden. Bei Krankheitszusammenhängen mit muskulären Schwerpunkten hat sich die gleichzeitige Behandlung der Ohrrückseite bewährt. Da die Behandlung immer im vorderen Ohr beginnt und die dort applizierten Nadeln ein Hindernis sind, ist die Behandlung der Rückseite problematisch.

Nogier im Übrigen schenkte der Ohrrückseite auch kaum Beachtung. Erst N. Krack erschloss uns dieses Areal, da er erkannte, dass sich hier insbesondere die motorischen Störungen abbilden. In seiner „Nomenklatur der Punktbedeutungen“ sind die Punkte unter der Leitzahl 8: „Gelenke, Muskeln, Rhythmisches System, Nerven, Gefäße, Eingeweide und sonstige Punkte“ auf der Rückseite des Ohres gelegen. Andere Aufzeichnungen über Punkte auf der Ohrrückseite finden sich auch heute kaum.

3.2 Die nervale Versorgung des Ohres

Die Ohrakupunktur oder die Auricolotherapie nach Dr. Paul Nogier ist, wie bereits ausgeführt, eine Reflexzonentherapie. Zahlreiche neurophysiologische Mechanismen des Körpers führen zu einer Projektion der peripheren Störungen auf das Ohr und zur Möglichkeit, über diese Abbildungen durch Reize zurück auf den Körper zu wirken. Reizt man einen Punkt auf der Ohrmuschel mit der Nadel oder manipuliert diese Stelle auf andere Weise, läuft das so ausgelöste Signal auf einem extrem kurzen Weg (und daher kaum störanfällig) zur Formatio reticularis und von dort weiter über das Gehirn zum jeweiligen Erfolgsorgan im Körper. Das erklärt sich aus der Tatsache, dass die Ohrmuschel von Nerven versorgt wird, deren Kerne im Hirnstamm, d. h. im verlängerten Rückenmark, liegen und mit der dort befindlichen Formatio reticularis verknüpft sind.

Die Ohrmuschel wird von im Wesentlichen fünf großen Nerven: Nervus trigeminus, Nervus vagus, Nervus intermedius facialis, Plexus cervicalis supervicialis und Nervus glossopharingeus versorgt.

Mit einem Seitenast innerviert der Trigeminusnerv (V. Gehirnnerv) den größten Teil des Ohres. Der Vagusnerv (X. Gehirnnerv und Hauptnerv des parasympathischen Systems) innerviert vor allem die Cavum conchae. Der Plexus cervicalis supervicialis (oberes Halsgeflecht) versorgt den hinteren Ohrrand und das Ohrläppchen. Die weiteren Nerven sind der Nervus intermedius facialis und der Nervus glossopharingeus. Die Kerne dieser Nerven liegen im Hirnstamm, im verlängerten Rückenmark, und sind mit der dort befindlichen Formatio reticularis verknüpft. Es ist festzustellen, dass sich die Innervationsbereiche dieser Nerven im Ohr überlappen und damit nicht eindeutig abbildbar sind.

Unabhängig davon ist es Tatsache: Reizt man einen Punkt auf der Ohrmuschel mit der Nadel oder manipuliert diese Stelle auf andere Weise, läuft das so ausgelöste Signal auf einem extrem kurzen Weg und daher kaum störanfällig zur Formatio reticularis, von dort zum Gehirn und weiter zum jeweiligen Erfolgsorgan im Körper.

3.3 Die Abbildungssystematik

Die Organsysteme des Körpers bilden ihre Störungen im Ohr nach einem exakten Ordnungsprinzip ab. Dieses beruht auf der embryonalen Entwicklung der Organe. Wie Sie wissen, entwickeln sich Organe und alle anderen Strukturen in der Phase der Embryogenese aus sogenannten Keimblättern und sind im Ohr entsprechend ihrer „Herkunft" angeordnet.

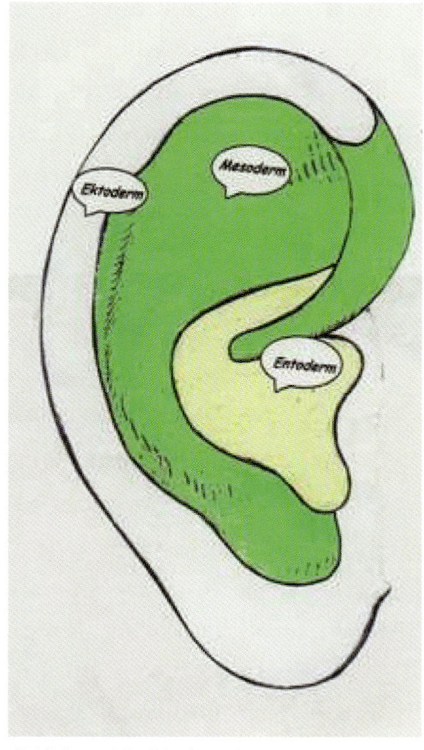

Abbildung 23: Die Anordnung der Keimblattebenen

Aus dem **Entoderm** entwickeln sich die inneren (Hohl-)Organe des Magen-Darm-Traktes und des Respirationstraktes sowie Leber, Pankreas, Harnblase, Urethra als auch Tonsillen, Schilddrüse, Thymus usw. Diese Organe bilden sich in der Concha ab.

Aus dem **Mesoderm** entwickeln sich Knochen, Bindegewebe, Muskeln, Urogenitaltrakt, Blutgefäße, Herz u. a. Die Projektionszone dieser Organe liegt auf der Helixwurzel (bis zur Helixspitze), in der Fossa triangularis, der Scapha einschließlich der Anthelix und läuft bis zum Antitragus.

Aus dem **Ektoderm** entwickeln sich Sinnesorgane sowie das Zentralnervensystem. Diese Organe bilden sich im Ohr auf dem Ohrrand auf der Helix etwa ab der Ohrspitze, dem größeren Teil des Ohrläppchens und dem Tragus ab. Die Incisura intertragica gehört ebenfalls zu dieser Projektionszone.

3.4 Die Ohrsomatotopie oder die Projektion von Organen und Organzusammenhängen

Wie bereits ausgeführt, bilden sich Reflexe des Organismus auf der Körperoberfläche ab. Solche Reflexzonen finden wir an den Füßen, an den Händen, auf dem Rücken, auf der Iris des Auges, auf der Zunge, auf dem Schädel, an der Wade, auf und in der Nase und wer weiß, wo wir sie noch entdecken. Wie wir wissen, ist die Reflexzone Ohr noch nicht lange in konsequenter Betrachtung. Doch auch die Ohrmuschel gilt als in sich geschlossenes Reflexsystem des Körpers. Die Tatsache, dass die Kerne der das Ohr versorgenden Nerven im Hirnstamm liegen und so eine besonders wirksame, weil energieverlust-arme Verbindung zwischen Ohr und Körper gewährleisten, bedeutet, dass im Ohr erzeugte Reize von großer Wirkung auf den Organismus sind und dem Ohr damit eine herausragende Bedeutung unter allen den anderen Reflexzonen zukommt.

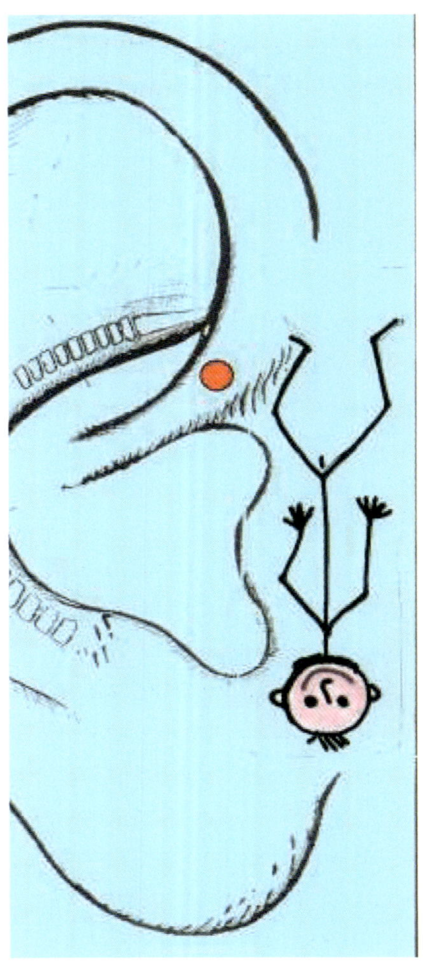

Abbildung 24: Der Mensch im Ohr

Die Erkenntnisse darüber, wo sich die Organe und Organsysteme, wenn sie gestört sind (auf den Umstand, dass sich nur Störungen des Organismus als Reflexe im Ohr abbilden, wird immer wieder hingewiesen!), im Ohr abbilden, sind auf die empirischen Betrachtungen Nogiers zurückzuführen. Dabei entstand ein Bild, das der Logik der Anatomie des Körpers nur teilweise exakt entspricht. Seine Beobachtungen führten zu der noch heute gültigen Somatotopie des Ohres. Diese „Ohrkarte" bildet den Menschen auf dem Kopf stehend ab, d. h. der Kopf befindet sich auf dem Lobulus und die Beine auf dem oberen Anteil des Ohrs.

Nogier wies daraufhin, dass die „auf dem Kopf stehende" Abbildungsform des Körpers die Widerspiegelung des Organismus auf „animalischer" Ebene sei. Die Organe und Organsysteme des Körpers bilden ihre Reflexionen auf diese Art ab.

Gleichzeitig finden wir im Ohr auch Reflexpunkte, die sich als Abbildungen komplexer biologischer Geschehen im Organismus erweisen. Sie stehen für einen komplexen Zusammenhang und ihre Behandlung löst entsprechend vernetzte Reaktionen aus. Nogier sprach in diesem Zusammenhang von Meisterpunkten, von Abbildungen auf nervaler Ebene. Die Orte ihrer Abbildungen im Ohr folgen selten der Logik animalischer Abbildungssystematik.

Die für uns wesentliche Grundlage zur Ausübung der Ohrakupunktur ist zunächst die „animalische" Wiedergabe des Körpergeschehens. Sie begründet die Möglichkeit, reflektorische Zeichen im Ohr den ihnen ursächlichen Körpergeschehen zuzuordnen.

3.5 Organbereiche, Gestaltung und Bedeutung

3.5.1 Die vertikale Abbildung der Wirbelsäule

Die Wirbelsäule ist das vertikale Achsenskelett des Rumpfes. Ihre Struktur ist bekannt.

Alle der insgesamt 24 präsakralen Wirbel (Halswirbel/Brustwirbel/Lendenwirbel) bilden zusammen den beweglichen Teil der Wirbelsäule. Die fünf Kreuzwirbel sind, wie auch die Steißbeinwirbel, zu je einem kräftigen Knochen (Os sacrum /Os coccygis) verschmolzen. Starke Faserringe festigen die Bandscheiben, und ein umfangreicher Bandapparat hält alles zu einem starken, aber auch flexiblen Gebilde zusammen.

Die Bedeutung, welche die Traditionelle Chinesische Medizin dem Bereich Wirbelsäule zumisst, zeigt sich am Sondermeridian Du mai, dem Gouverneursgefäß, das seinen Verlauf auf der Wirbelsäule nimmt. Er ist in der chinesischen Akupunktur das Sammelgefäß aller Yang-Kräfte. Außerdem speist er das Energiesystem mit Erbenergie aus den Nieren. Das heißt, er entspringt den Nieren, tritt mit seinem Punkt 1 an die Oberfläche und zieht in der Meridianlinie des Rückens direkt auf der Wirbelsäule aufwärts bis zum Nacken.

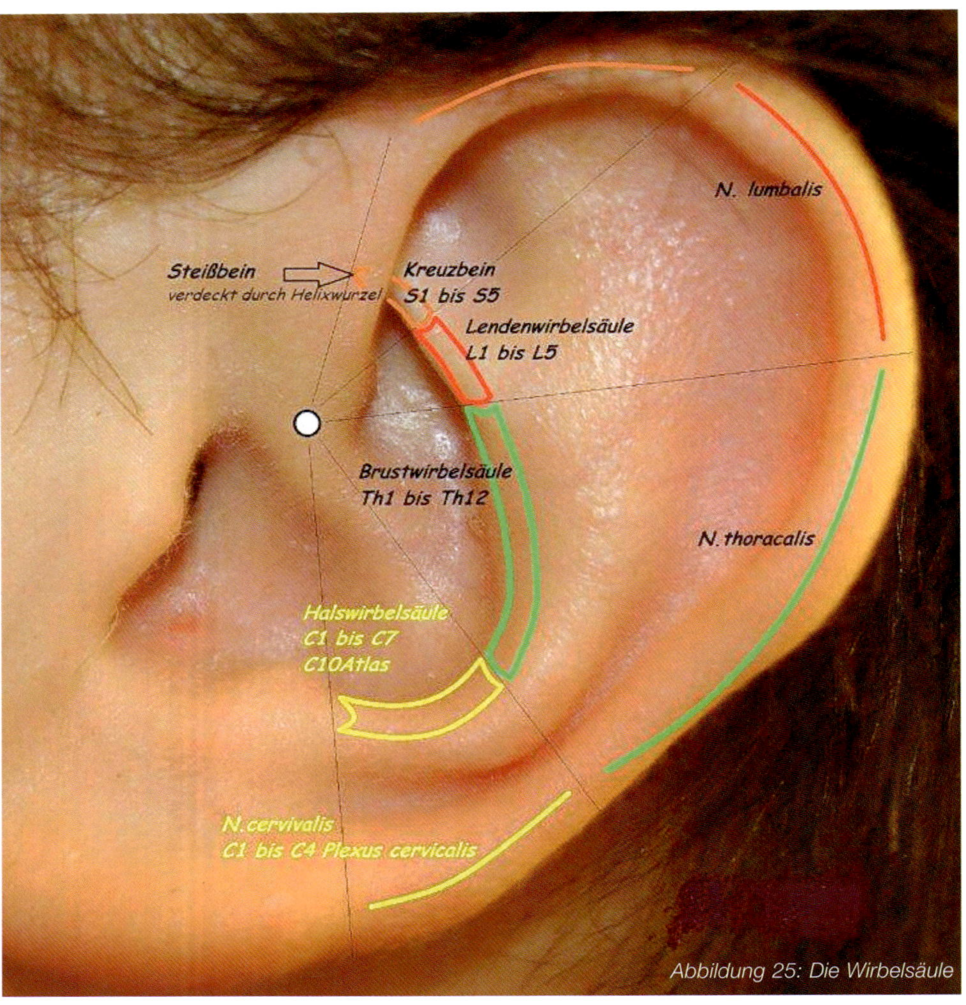

Abbildung 25: Die Wirbelsäule

Will der Therapeut die Krankheit seines Patienten in den Griff bekommen, kommt er also nicht umhin, die Wirbelsäule in sein Behandlungskonzept aufzunehmen. Und natürlich ist es wichtig zu wissen, dass die Abbildung der „chinesischen" Wirbelsäule im Ohr stark von der Vorstellung nach Nogier abweicht. Nach Nogier bildet sich die Wirbelsäule auf der Anthelix und der unteren Anthelixwurzel (Crus anthelixis inferior) ab. Sie beginnt auf der Anthelix an der postantitragalen Furche und endet verdeckt durch die Helixkrempe am Ende der unteren Anthelixwurzel. Dagegen liegt die chinesische Projektion zwar zunächst auch auf der Kante der Anthelix, weicht aber bereits etwa auf Höhe von Thoracale 11 mit einem Schlenker in den oberen

Bereich der Scapha ab und endet da in Höhe von Lumbale 2. Wie auch bei anderen abweichenden chinesischen Darstellungen gehen wir davon aus, dass sie eine Ergänzung unserer Kenntnisse sind. Die Chinesen betrachten Organstörungen als funktionale Zusammenhänge. Gelenkprobleme zum Beispiel werden als Störungen des jeweiligen Funktionsbereichs gesehen und deren Abbildungen sind folgerichtig dort, wo sich Muskeln, Sehnen und Bänder des jeweiligen Gelenks im Ohr befinden.

Entsprechend ihrer Lage im Ohr (Anthelix und untere Anthelixwurzel) kann man die verschiedenen Abschnitte der Wirbelsäule genau bestimmen. Das Okzipital/Zervikal-Gelenk (Atlas) markiert sich folgerichtig auf einer etwas erhabenen, knorpeligen Struktur mit dem Beginn der Anthelix, unmittelbar nach der postantitragalen Furche. Hier beginnt die Wirbelsäule, konkret die *Zone der Halswirbelsäule*. Diese nimmt etwa ein Viertel der Länge der Anthelix ein (Abschnitt A der Abbildung). Das Ende der Halswirbelsäule und den Beginn der Brustwirbelsäule findet man, wenn man mit einem „Steigbügel" oder nur mit dem Fingernagel die Kante der Anthelix leicht abstreicht. Das muss sensibel geschehen, da zu großer Druck die Wahrnehmungen beeinträchtigt. Bei einiger Übung findet sich auf der Anthelix in Höhe der Helixwurzel (Crus helixis) in der Concha eine kleine Kuhle oder Kerbe, in der man, mit dem Fingernagel quer zur Struktur kratzend, hängen bleibt. Diese Kerbe markiert den Übergang von der Halswirbelsäule (Cervicale 7) zur Brustwirbelsäule (Thoracale 1). In der *Zone der Brustwirbelsäule* ist die Anthelixkante in der Regel prominent. Es gibt jedoch Ohren, in denen dieser Abschnitt kaum noch konturiert ist. Trotzdem bildet sich die Brustwirbelsäule dort ab und die Blockaden in diesem Bereich sind auch palpierbar. Die Zone der Brustwirbelsäule (B) endet auf der Anthelix in Höhe der Verzweigung der beiden Anthelixwurzeln. Der Übergang zur *Lendenwirbelsäule* liegt in einer hier wiederum tastbaren Einkerbung im Übergang der Anthelix zur unteren Anthelixwurzel. Von hier an wird das Relief der Anthelixwurzel deutlich schärfer. Der Lendenwirbelsäule folgt *das Sacrum*. Beide bilden sich auf der unteren Anthelixwurzel (C und D) zu etwa gleichen Teilen ab. Dieser Übergang hat keine Markierung. Das Sacrum endet dann, häufig von der Helixkrempe verdeckt.

3.5.2 Die horizontale Abbildung der Wirbelsäule

Zusätzlich zur vertikalen Projektion der Wirbelsäule im Ohr hat man in Frankreich um 1970 bereits einen Weg gefunden, auch eine horizontale Widerspiegelung des Wirbelsäulenapparates, d. h. Bandscheiben, Wirbelkörper, Muskeln/Sehen/Bänder abzubilden. Man findet sie auf einer horizontalen Ebene des Ohres quer zur Anthelix.

Die Wirbelkörper projizieren sich auf dem Scheitelpunkt der Anthelix bzw. der unteren Anthelixwurzel.

Im Übergang von der Anthelixkante zur Scapha bzw. der Fossa triangularis finden wir Sehnen, Bänder und Muskeln (im Halswirbelbereich zusätzlich die oberflächlichen Nerven und Gefäße!) der Wirbelsäule.

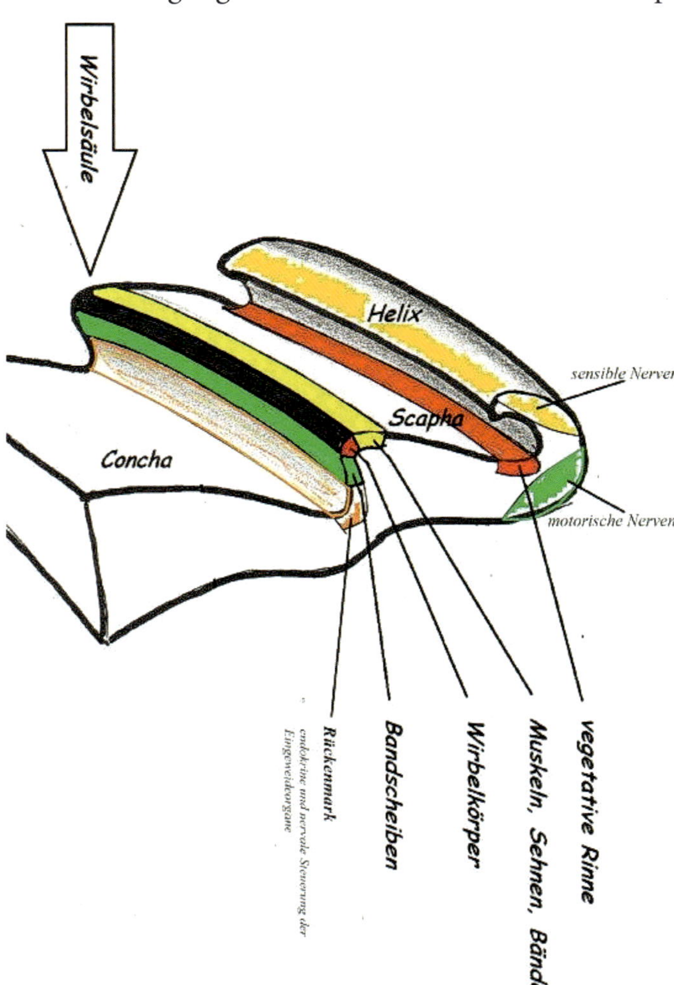

Abbildung 26:
Die horizontale Abbildung der WS im Ohr

In die andere Richtung von der Anthelixkante (und der Kante der unteren Anthelixwurzel) in Richtung Concha folgt die Zone der Bandscheiben.

Achtung: Im Bereich des Sacrums findet sich entsprechend der anatomischen Struktur keine Bandscheibe.

3.5.3 Der Wall oder die Vormauer

Auf der zur Concha geneigten Kurvatur zwischen Anthelixkante und Conchaboden finden wir eine Projektionsfläche der nervalen und endokrinen Steuerungen (paravertebrales sympathisches System), den Wall, für den Rücken und die in der Concha gelegenen Organsysteme (z. B. in Höhe Cervicale 5/6 = Parathyriodea, Cervicale 6/7 = Thyreodea, Thoracale 1/2 = Thymus, Thoracale 5 = Mamma, Thoracale 6 = Endokrinum/Pankreas usw.), die sich dort wie ein Streifen abbilden.

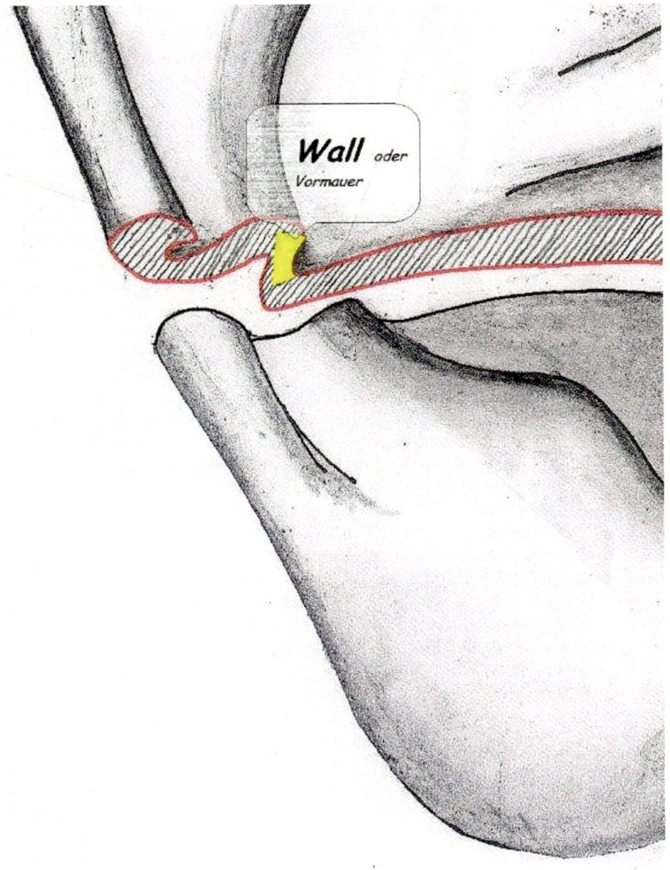

Abbildung 27: Der Wall (oder Vormauer)

3.5.4 Der Brustkorb

Die Projektion des Brustkorbes nimmt horizontal den gesamten Raum der Scapha vom muskulären Bereich der Wirbelsäule bis zur vegetativen Rinne und vertikal von Thoracale 1 bis 12 ein. Das heißt, im rechten Ohr ist die rechte Seite des Brustkorbes von der Anthelixkante bis zur Helixkrempe und im linken Ohr die linke Seite des Brustkorbes abgebildet. Je weiter eine Störung des Brustkorbes anatomisch gesehen nach vorn in Richtung Sternum zu verzeichnen ist, umso weiter bildet sie sich im Ohr nach außen in Richtung Helixkrempe ab.

Während sich eine Blockade, zum Beispiel der ersten Rippe, im Ansatzpunkt der Wirbelsäule (also anatomisch: dorsal) im Ohr in unmittelbarer Nähe zur Anthelix im muskulären Bereich der Wirbelsäule abbilden wird, finden wir eine Störung des Sternums (anatomisch gesehen: ventral) in großer Nähe zur Helixkrempe in der Scapha fast in der vegetativen Rinne.

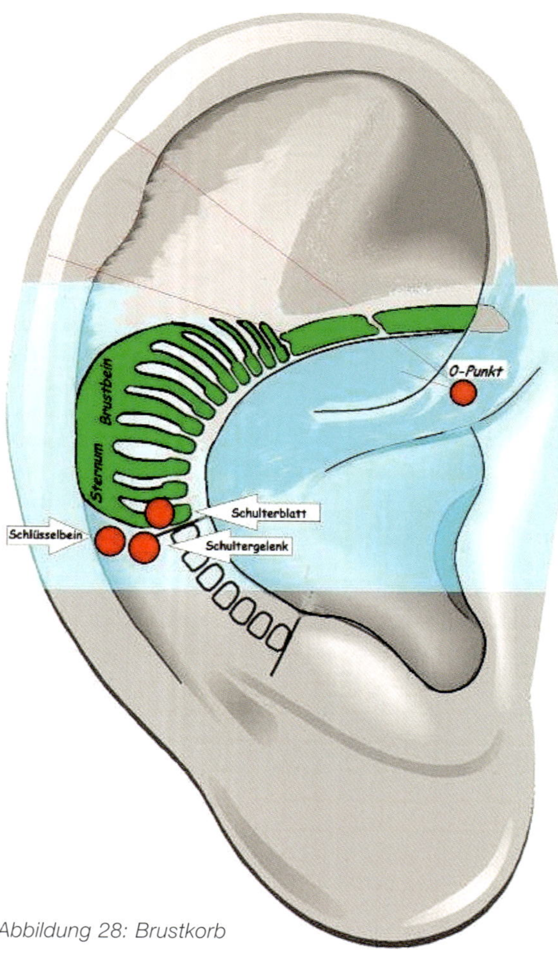

Abbildung 28: Brustkorb

3.5.5 Der Magen-Darm-Trakt

Der Magen-Darm-Trakt bildet sich inmitten der Concha, rund um die in die Concha ragende Helixwurzel ab. Sein Verlauf ist an drei Fixpunkten festzumachen:

1. Schlundpunkt in der unteren Concha, dort wo Tragus und Helixwurzel aufeinandertreffen.
2. Magenfeld als „Mittelpunkt" des Verdauungstraktes am Ende der Helixwurzel und inmitten der Concha gelegen. Zwischen Schlundpunkt und Magenfeld bilden sich alle vor dem Magen in der unteren Concha gelegenen Organe ab.
3. „After" im obersten Winkel der oberen Conchahälfte, unmittelbar an der Helixwurzel am Boden der Concha gelegen, dort wo die untere Anthelixwurzel unter der Helixkrempe verdeckt endet. In der oberen Concha bilden sich alle zwischen Magenfeld und After gelegenen Organe ab.

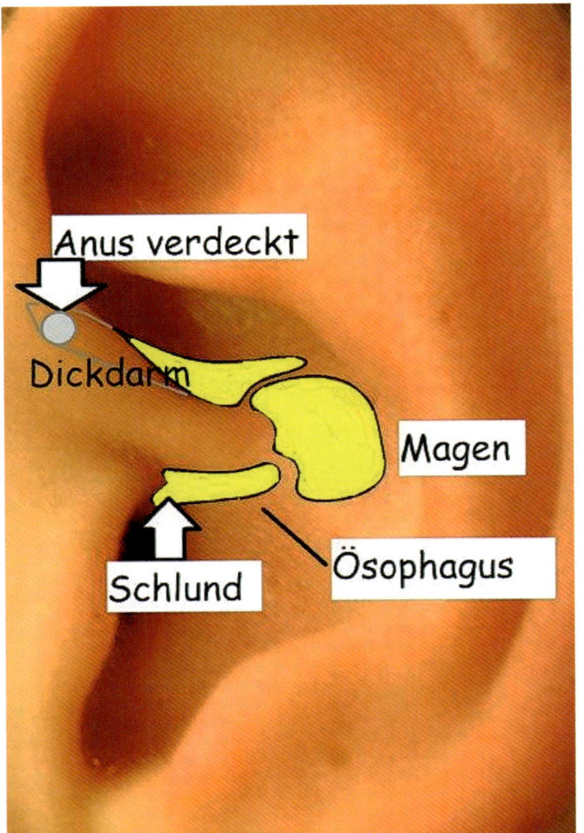

Abbildung 29: Magen-Darm-Trakt

Dieses horizontale, mittlere Segment des Ohres ist auch ein Abbild der seelischen Kräfte. Ein großes Feld lässt auf einen sensiblen Magen, Nervosität und vegetative Reaktionen (die Konflikte „schlagen auf den Magen") und ein kleines Areal auf wenig Kapazität, rasche Überforderung und schlechte Verdauung schließen.

3.5.6 Die oberen und unteren Extremitäten

Die oberen und unteren Extremitäten bilden sich in der Scapha und der Fossa triangularis einschließlich der oberen Anthelixwurzel ab. Nogier hat hier ursprünglich sehr wenig differenziert. Die unteren Extremitäten (Hüfte, Beine, Füße) spiegeln sich beginnend dort, wo die Anthelix in die beiden Anthelixwurzeln übergeht, in der Fossa triangularis ab. Für die unteren Extremitäten benutzte er Kniepunkt, Ischiaspunkt und „Meisterpunkte“ (aufsteigender Ast der Crus helixis) und für die oberen Extremitäten „Meisterpunkte“ für Schulter und obere Extremitäten.

Das stellt sich heute etwas differenzierter dar. Das Hüftgelenk bildet sich in der Mitte eines Areals „Hüfte“ ab, das in Höhe Lumbale 1 bis 2 quer über das Ohr verläuft. Von hier aus mittig verläuft das Bein durch die Fossa triangularis, ein wenig parallel zur unteren Anthelixwurzel. Hier finden wir Oberschenkel, Knie, Wade, Ferse und die Zehen quer durch die Fossa. Das Knie liegt in der Mitte und der Fuß mit den Zehen liegt teilweise verdeckt durch die Helixkrempe am oberen Ende der Fossa triangularis.

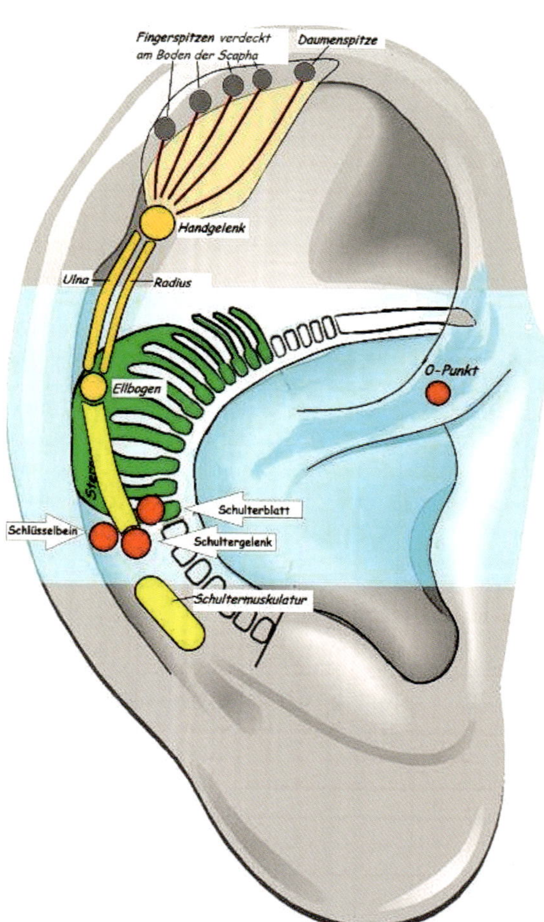

Abbildung 30: Die oberen Extremitäten

Schulter, Arme, Hände

Die oberen Extremitäten wie Schulter, Arme, Hände als auch Brustkorb und Schultergürtel bilden sich in der Scapha ab.

Hüfte und Beine

Zwischen den Europäern und den Chinesen gibt es unterschiedliche Ansichten über die Abbildungsbereiche des Beines. Die Ursache ist die unterschiedliche Wahrnehmung der Organe bzw. von deren Störungen. Während in China das Knie in seiner Funktion im Zusammenspiel von Sehnen, Muskeln, Bändern und Knochen erfasst und behandelt wird, bildet sich entsprechend der europäischen Schule eine Störung im Knie lediglich symptomatisch als Störung des Gelenks ab. Das Gleiche passiert mit der „Ferse", die wir aus chinesischer Sicht als „Funktion – Fußgelenk" auf der oberen Anthelixwurzel in unmittelbarer Nähe zur Helixkrempe finden. Das reine Gelenk hingegen finden wir im unteren Drittel der Fossa triangularis nahe der Helixkrempe und der unteren Anthelixwurzel.

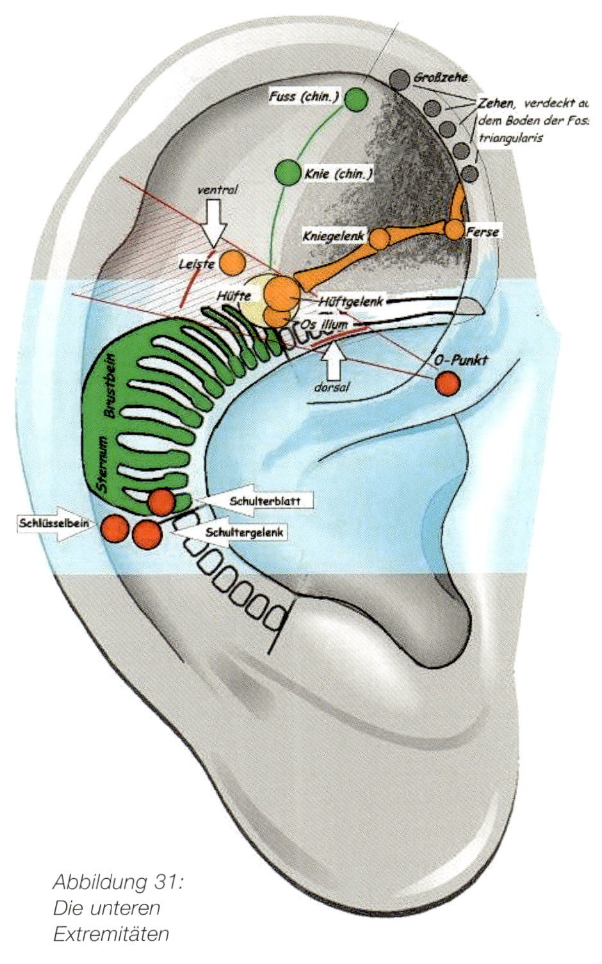

Abbildung 31: Die unteren Extremitäten

Das heißt, das Bein als Funktionseinheit von Muskeln, Sehnen usw. und Knochen bildet sich nach chinesischer Ansicht auf der oberen Anthelixwurzel ab. Das „europäische" (Knochen-)Bein dagegen verläuft mittig durch die Fossa triangularis. Wir nehmen daher auf der oberen Anthelixwurzel den funktionellen, muskulären Bereich Bein und in der Fossa dessen Knochengerüst. Es ist unbedingt von Vorteil, beide Abbildungsorte (chinesisch und europäisch) zu akzeptieren und bei Kniestörungen an beiden Orten Punkte zu suchen, die auf eine Störung hinweisen.

- Die entsprechenden Punkte für die einzelnen Organbereiche sind als Orientierung gedacht. Schultern, Arme, Beine, Hüfte usw. sind großflächige Systeme, die wir uns mit ihren Funktionszusammenhängen als Areale im Ohr vorstellen müssen. Eine Störung bildet sich immer dort im Ohr ab, wo sie entsprechend der Anatomie auch zu erwarten ist. Und man muss also zunächst das Areal, in dem sich gemäß Ohrsomatotopie ein Organ abbildet, auffinden, um hier auch den durch die Störung erzeugten Punkt zu finden. Es hat daher keinen Zweck, Punkte im Voraus auswendig zu lernen. Worauf wir vertrauen können, ist, dass sich Organe und Organsysteme in Bereichen oder Arealen abbilden, deren Ort im Ohr wir entsprechend der bekannten Ohrsomatotopie kennen. Nur hier finden wir die diversen Störungen in Form von aktiven Punkten auf.
- Obwohl die Ohrsomatotopie grundsätzlich der Anatomie des Körpers folgt, sind die Abbildungsbereiche der einzelnen Organe im Ohr häufig nicht proportional zu den anatomischen Verhältnissen im Körper. Hände und Füße zum Beispiel werden häufig überproportional groß zu Arm oder Bein dargestellt. Die große Anzahl der Rezeptoren in diesen Organen mögen dieses Phänomen hervorrufen.

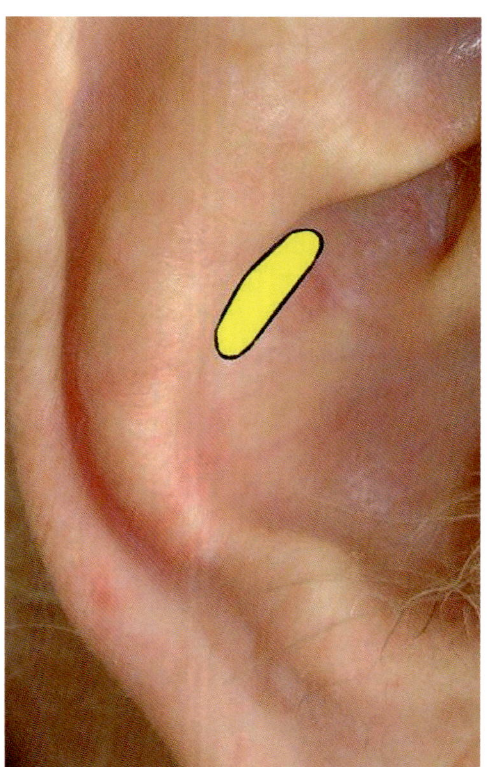

Abbildung 32: Leber im rechten Ohr

3.5.7 Das Leberareal

Alle Störungen des Organismus bilden sich seitenanalog ab. Also finden wir das Areal der Leber im rechten Ohr (im linken Ohr finden wir hier Pankreas!). Das Leberareal liegt am Conchaboden im Bereich der Brustwirbelsäule von Th. 3 bis etwa Th. 10.

3.5.8 Das Pankreasareal

Störungen des endokrinen Teils der Pankreas bilden sich in der oberen Conchahälfte des linken Ohres gegenüber der Helixwurzel auf dem Conchaboden etwa in Höhe Th. 4 bis 7 ab. Es ist normalerweise ein kleineres Areal als das der Leber im rechten Ohr. Im Krankheitsfall kann es sich jedoch erheblich ausdehnen und den ganzen Raum zwischen der Helixwurzel und der Anthelix ausfüllen.

Pankreasreflektionen im rechten Ohr (im Bereich des Leberareals) beziehen sich immer auf den exokrinen Teil der Pankreasdrüse.

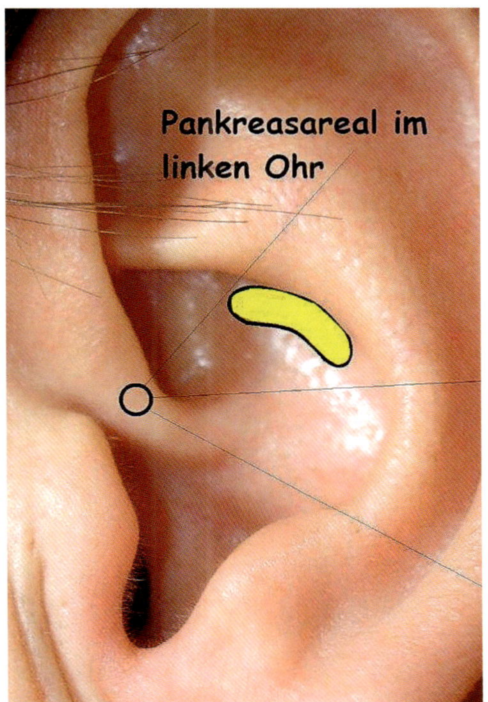

Abbildung 33: Pankreasareal, linkes Ohr

3.5.9 Niere und Blase

Wir müssen konstatieren, dass sich die These „in der Concha bilden sich alle Organe und Organsysteme ab, die sich aus der entodermalen Keimblattebene entwickeln", nicht 100%ig anwenden lässt. Da die Niere von ihrer entwicklungsgeschichtlichen Herkunft her ein Organ der mesodermalen Keimblattebene ist, kann das Organ Niere, also das Nierenparenchym, nicht in der Concha abgebildet sein. Wir finden sein Areal schließlich im Übergang vom Helixkörper zur Helixwurzel auf der Unterseite der Helixkrempe. Daraus folgt, dass sich in der Concha

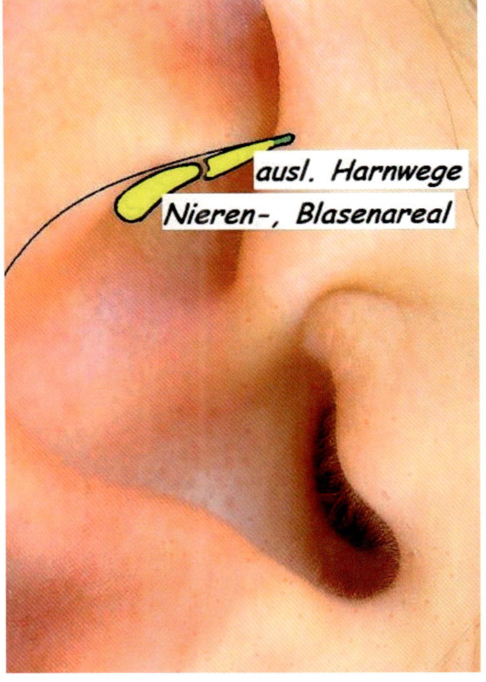

Abbildung 34: Niere

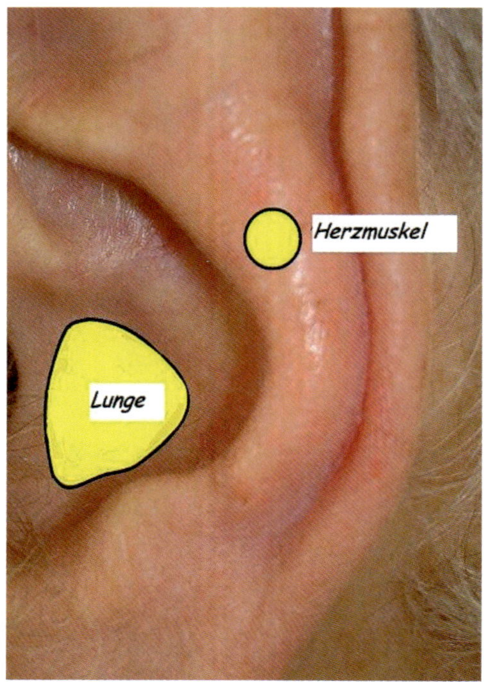

Abbildung 35: Lunge, Herz

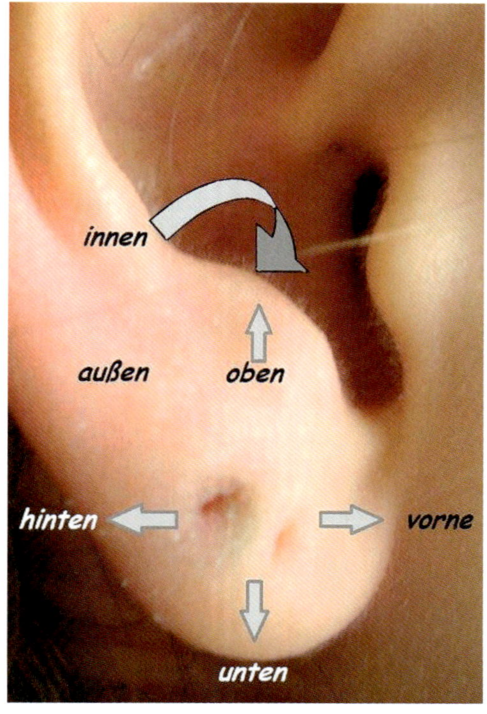

Abbildung 36: Der Kopf auf dem Lobulus

nicht das Organ, sondern lediglich die „Funktion Niere“, also gewissermaßen das Abbild der Stoffwechselsituation der Nieren manifestiert. Ich vermute, dass zwischen Th. 10 und L. 3 am Rande der Vormauer ein Areal „Nierenfunktion“ liegt und wenn man den Nierenstoffwechsel insgesamt meint, man sowohl hier als auch im Areal des „Nierenparenchym“ intervenieren muss. L. 3 ist dann auch der Übergang zu „Blase“, der dann im Bereich des Sacrums in den Sektor der „ausleitenden Harnwege“ übergeht. Die praktische Seite dieser Feststellung ist, dass „Nebenniere“ aus diesem Grund nicht im Wall liegt, sondern im Funktionsbereich „Niere“ am Boden der Concha.

3.5.10 Lunge und Kreislauf

Das Lungenfeld liegt zentral in der unteren Conchahälfte. Disproportionen wie eine auffällig große Weite oder große Enge dieses Bereichs sind Zeichen der Schwäche. Große Weite ist ein Zeichen für Dysregulation und damit verbundenen Energieverlust. Ein enges Feld dagegen ist ein Zeichen für Funktionseinschränkungen, u. a. durch mangelnde Flexibilität.

3.5.11 Kopf und Nervensystem

Das Areal, auf dem sich der Kopf mit all seinen Organen abbildet, ist der Lobulus. Dabei sind äußeres Ohrläppchen und die sichtbare Fläche des Antitragus in erster Linie die Projektionsfläche für die äußeren Kopforgane. Allerdings bilden sich hier auch Funktionszusammenhänge wie Angst, Kummer und Freude, Folgen von Begierde, Zorn usw. ab, die im weitesten Sinne mit den komplexen Wirkungen des limbischen Systems erklärt werden können.

Entsprechend der ursprünglichen Logik, dass die animalische Abbildungssystematik - die Beine sind im Ohr kranial (in der Fossa triangularis) und der ist Kopf unten (auf dem Lobulus) abgebildet - erwartet man, dass sich Kopf dann auch mit dem Schädel unten (kaudal) auf dem Lobulus abbildet. Das ist ein Irrtum. Der Schädel bildet sich auf dem Lobulus kranial (oben!) ab und sein Areal folgt in etwa dem Verlauf des Antitragus. Das Untere des Kopfes ist daher kaudal (unten) auf dem Lobulus, die Nase finden wir anterior (auf der Kopfseite) und das Ohr posterior (außen) auf dem Lobulus.

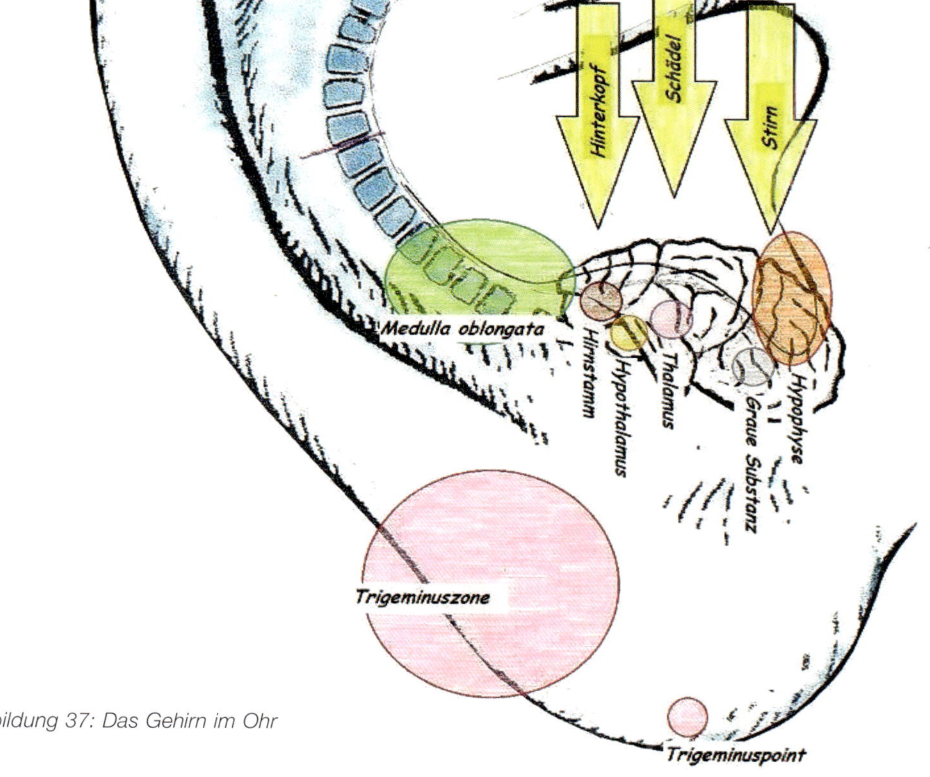

Abbildung 37: Das Gehirn im Ohr

Das Hirn

Gehirn als Organ und die Hirnfunktionen werden auf der Innenseite des Antitragus, der Incisura intertragica und (Medulla oblongata) auf dem Wall im Wirbelsäulenbereich von C1 bis C4 abgebildet. D. h. die wesentlichen Bereiche des Hirns bilden sich auf der (verdeckten) Rückseite des Antitragus ab. Von hier aus reichen sie als nervale und endokrine Steuerungsbereiche sowohl in Richtung Incisura intertragica und weiter in die Kurvatur unterhalb des ersten (unteren) Drittels des Tragus als auch in den Wall unterhalb des Antitragus (Medulla oblongata bis etwa C4).

Der Charakter der Punkte des äußeren Lobulus

Die meisten der auf dem sichtbaren Teil des Lobulus, aber auch auf dem kranialen Bereich des vorderen Ohrläppchens (siehe „Limbisches System“) aufzufindenden Punkte haben komplexe Wirkungen und sind mit entsprechender Vorsicht zu behandeln.

Manipulationen am Ohrläppchen hatten in anderen Kulturen im Gegensatz zu heute immer einen praktischen Sinn (schärferes Sehen, größere Zeugungskraft, Ausweis einer Gruppenzugehörigkeit usw.). Diese Zusammenhänge sind völlig vergessen und die Tatsache, dass hier jeder Eingriff zwingend Folgen auf den Organismus haben muss, ist weitgehend unbekannt. Ohrgehänge, Stecker und Clips werden in das Ohr, im Übrigen auch in andere Reflexzonen wie Nase, Bauchnabel usw. „rein geknallt“, ohne zu beachten, dass jeder Eingriff direkte Auswirkungen wie Kopfschmerzen, Nervosität oder gar Depressionen haben muss. Insbesondere die Außenseite der Helix und die von der Helixkrempe verdeckten Bereiche in der Scapha sind als das

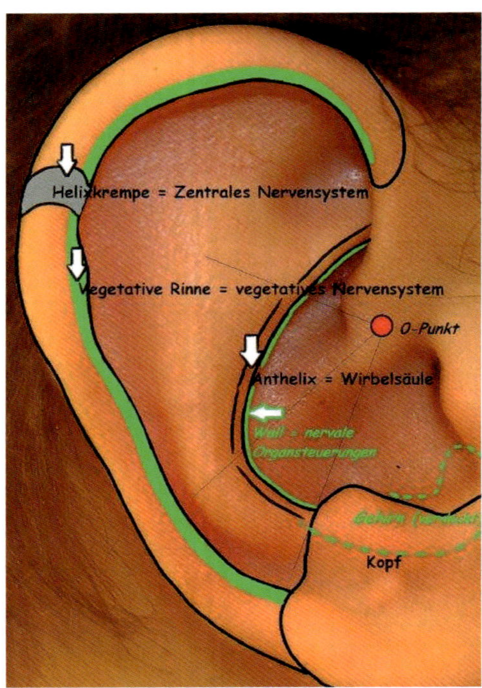

Abbildung 38: Kopf und Nerven

Nervensystem betreffende Areale besonders sensibel. Hier wird unweigerlich auf die Funktion des Nervensystems eingewirkt.

Exkurs:
Beim Menschen und den übrigen Wirbeltieren fasst man Gehirn und Rückenmark unter dem Begriff Zentralnervensystem zusammen. Die Leistungen des Hirns werden gern als selbstständige, nicht vom Organismus abhängige Parameter betrachtet. Bestenfalls wirke das Hirn auf die Körperfunktionen.
Die Wahrheit ist: Auch das „Außen" bestimmt die Funktion. Man spricht von psychosomatischen Zusammenhängen. Am Ende wirkt alles zusammen, denn gleichzeitig ist die Leistungsfähigkeit des Hirns vom Zustand des Organismus abhängig. Unsere mentale Situation ist eben besser, wenn alles gut funktioniert. Dann werden wir auch mit den Belastungen im sozialen Bereich fertig. Und tatsächlich können wir besser sehen, wenn wir ausgeruht sind und der Leberstoffwechsel in Ordnung ist. Und wir haben Probleme mit den Ohren, wenn die Nieren schwach sind und der Harnstoffwechsel gestört ist.
Folgen wir den Weisheiten der chinesischen Medizin und lernen, der Zorn kommt aus der Leber und die Depression aus der Niere. Das bedeutet nicht mehr und nicht weniger, dass das Gehirn ein Organ ist, das nur in dem Maße, wie es versorgt wird, funktioniert. Wie wichtig das ist, zeigt die Tatsache, dass das Gehirn an allen Störungen des Organismus beteiligt ist, dass mit einer Kausalkette zu rechnen ist, die eine solche Störung erzeugt bzw. auf die Störung reagieren muss.

Mit der Ohrakupunktur sind diese Zusammenhänge aufspürbar und wir haben dank unserer Strategie die Möglichkeit, in solchen Zusammenhängen zu regulieren. Sowohl für die Bewertung der sich darstellenden Zusammenhänge als auch für die aktive Einflussnahme bei besonderen Geschehen ist es daher wichtig, die Abbildungen des Hirns und die zu erwartenden Reaktionen bei der Behandlung zu kennen.

3.5.12 Genitale und endokrine Steuerungen

Äußere und innere Genitalien spiegeln sich auf der Helixwurzel und in der Fossa triangularis wieder. Zusätzlich finden wir an anderen noch aufzuzeigenden Stellen Steuerungspunkte, die Auswirkungen auf das Gesamtgeschehen haben. Ein solcher Steuerungspunkt ist der auf dem Lobulus liegende Gonadotropin- oder Ovarpunkt, den Nogier Meisterpunkt der Genitalien nannte.

Die Organebene für die äußeren Genitalien finden wir auf der Helixwurzel oberhalb des 0-Punktes, auf einem Areal, das sich bis zum Schnittpunkt der Helix mit der Helixwurzel ausdehnt.

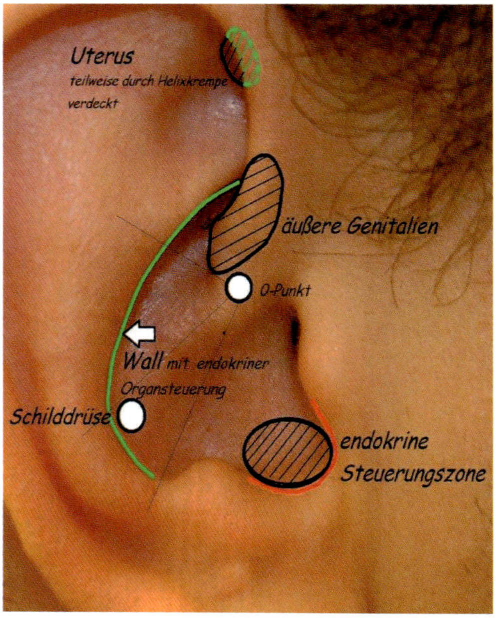

Abbildung 39: Endokrine Steuerung & Genitalien

Aus chinesischer Sicht gibt es allerdings eine weitere Location für diesen Komplex im Ohr, die von Bedeutung ist und entsprechend benutzt wird. Die Chinesen nennen das Areal „Kreislauf, Sexus". Es liegt in der Fossa triangularis, kranial in der zur oberen Anthelixwurzel zugewandten Hälfte. Es ist zum Teil durch die Helixkrempe verdeckt. Wir haben diese Abbildungsmöglichkeit mit der Bezeichnung „Uterus" übernommen.

Zentrale hormonelle Steuerungsbereiche wie die Hypophyse, Schilddrüsenfunktion und oben bereits erwähnte Steuerungspunkte, wie der Ovar-oder Gonadotropinpunkt finden wir im Bereich der Incisura intertragica auf dem Rand der Incisura sowie auf dem Boden der Concha im Bereich der Incisura.

Im unteren Lobulusbereich abstehende Ohrläppchen weisen auf eine Disposition zu Adnexproblemen[8]. Und eine Rötung des Ohrläppchens könnte in einem solchen Zusammenhang auf eine entsprechende akute Erkrankung schließen lassen.

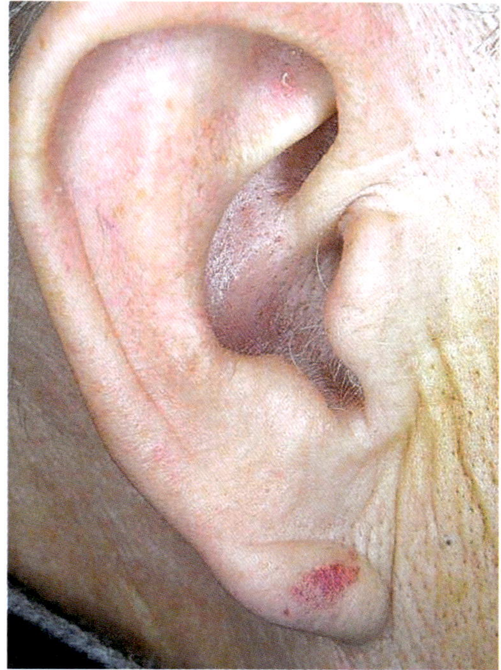

Abbildung 40: Adnexprobleme

8 Der Begriff Adnexe umfasst bei der Frau Eierstock und Eileiter. Zu den männlichen Adnexen dagegen zählt man Samenleiter, Samenbläschen, die Prostatadrüse und die Nebenhoden.

3.6 Die Bedeutung von Strukturen und Akutzeichen im Ohr

Aus der Grundstruktur des Ohres eines Menschen, aus der Form, der Gestaltung und den akuten Zeichen lassen sich entsprechend seiner genetischen Disposition Schwachstellen eines Organismus und Reaktionszusammenhänge ersehen. Die Art und Weise, mit der jemand dem Leben tatsächlich begegnet, seine gegenwärtige Situation und die Art und Weise, mit der er entsprechend seiner genetischen Grundprägung damit umgeht, bestimmen darüber, ob er sich gut oder schlecht fühlt. Bei Konflikten im Leben und daraus erwachsenden körperlichen Problemen liefert die Struktur des Ohres (Disposition) häufig Hinweise auf die Gründe derselben. Man wird nicht krank, weil es eine höhere Macht so will, sondern weil man Fehler macht im Leben, weil die Strategien, mit denen einer sein Leben ordnet und normaler Weise meistert, den Gegebenheiten nicht mehr entsprechen.

Solche Belastungen erzeugen Störungen im Organismus, die zunächst als akute Reaktion entsprechend akute Zeichen im Ohr produzieren. Dabei handelt es sich in der Regel um variable Zeichen, wie Pigmente, Hautaffektionen, Gelosen, Farbveränderungen, Gefäßausprägungen usw. Jedes dieser Zeichen hat eine Bedeutung in Bezug auf die Organe bzw. Organsysteme, in deren Areal (siehe: Ohrsomatotopie) sie auftreten.

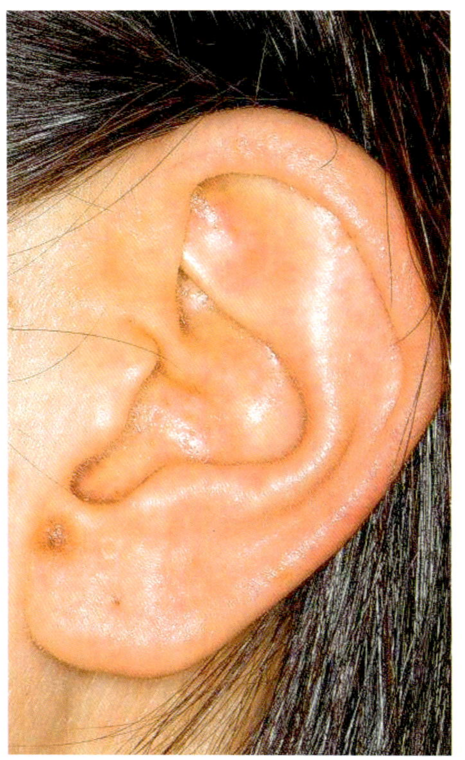

Abbildung 41: Farbpigmente

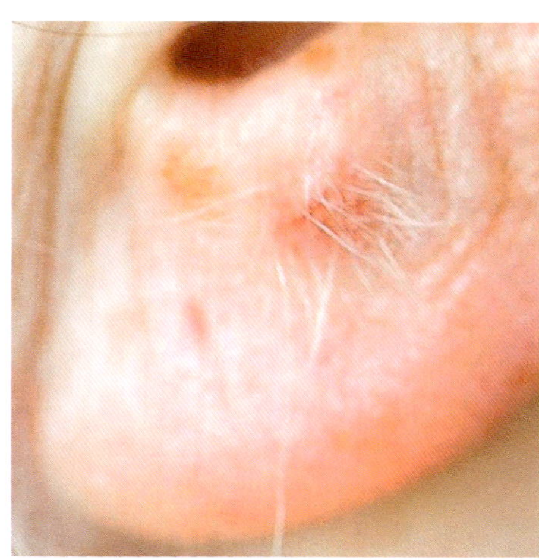

Abbildung 42: Ekzem

3.6.1 Farbpigmente

Farbpigmente sind topostabil, d. h., sie bilden sich in Arealen ab, die auf Störungen der hier sich abbildenden Organe bzw. Organsysteme reagieren. Die braune Färbung des Pigments auf dem Lobulus weist auf Leberstoffwechselanomalien in Verbindung mit einem Geschehen des Kopfes im Bereich „Angst".

Rote Flecken sind Entzündungszeichen. Sie bilden sich in entsprechend gestörten Arealen ab.

3.6.2 Ekzeme

Wir sehen ein kleines Ekzem mit leichter Braunfärbung (Leberstoffwechsel!?) im Bereich des Gonadotropinpunktes. Mitten (Auge?) auf dem Lobulus sieht man ein rotes Ekzem. Beide Ekzeme sind trocken, was auf eine Leberbeteiligung deutet. Die Rötung des mittleren Ekzems weist zusätzlich auf einen entzündlichen Prozess.

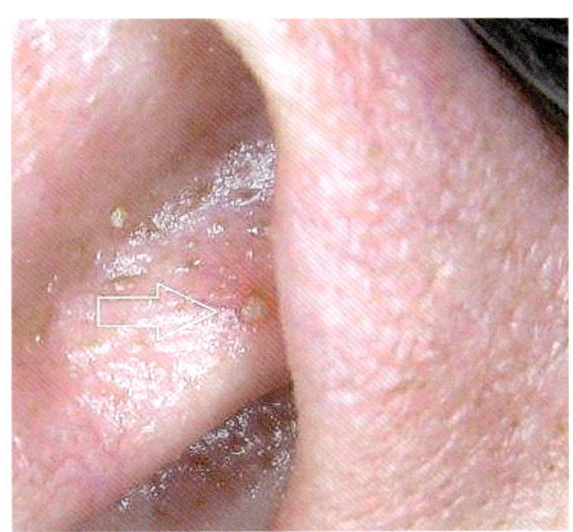

Abbildung 43: Pickel, Sacrum

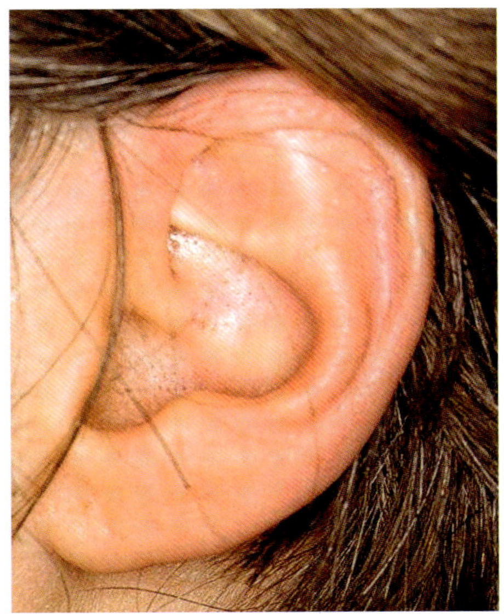

Abbildung 44: Ein weites Magenfeld

3.6.3 Pickel

Das Areal, auf dem sich dieser Eiterpickel abbildet, ist das Sacrum. Es ist also von einer Störung in diesem Bereich auszugehen. Die Eiterbeteiligung weist auf eine Leberstoffwechselbeteiligung hin.

3.6.4 Strukturmerkmal…ein besonders weites Magenfeld

Das Magenfeld zwischen der auslaufenden Helixwurzel und der Anthelix ist tatsächlich auffällig ausgedehnt. Ich gehe an anderer Stelle noch einmal auf die Bedeutung der Strukturen ein. Hier steht dieses Magenfeld exemplarisch für Strukturmerkmale, die eine bestimmte Disposition signalisieren. Dieses Ohr gehört einem bei Belastung nervös reagierenden Menschen mit vegetativer Reaktionslage.

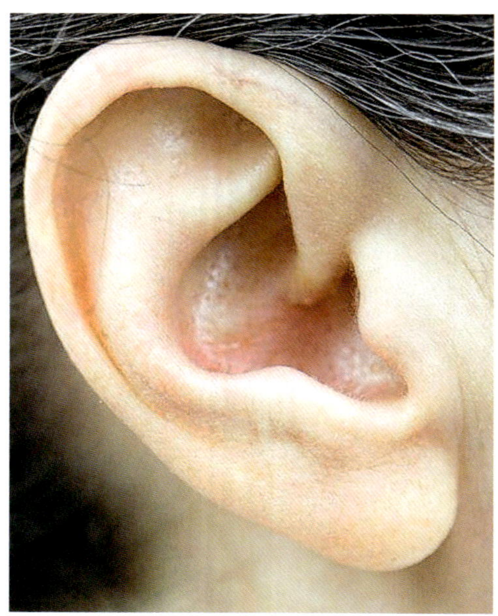

Abbildung 45: Röte im Areal der Bronchien

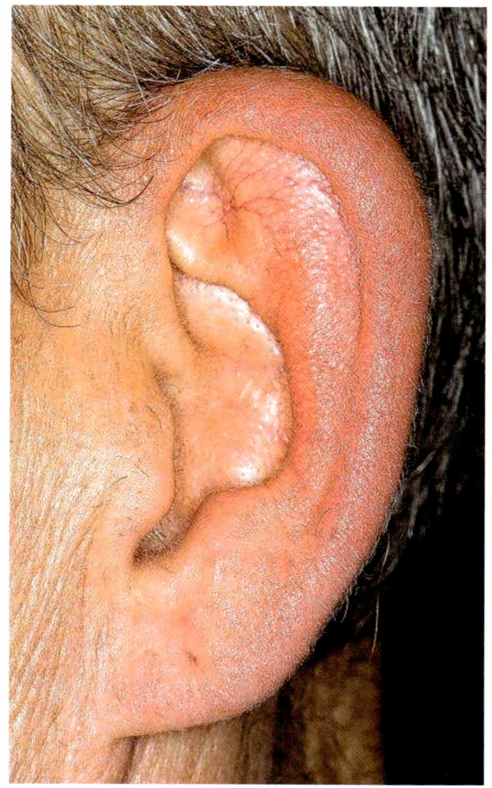

Abbildung 46: Aufregung

3.6.5 Verfärbungen von ganzen Arealen

Die auffällige Rotfärbung in der Concha liegt zwischen dem Magenfeld und dem Lungenareal. Die Röte signalisiert einen akut entzündlichen Prozess im Bereich der Bronchien.

Hier treffen zwei Merkmale zu. Zunächst sehen wir eine durchgängig robust ausgeprägte Helixkrempe. Diese Struktur weist auf eine robuste Konstitution und eine ausgeprägte Abwehrbereitschaft. Solche Dispositionen weisen auf Menschen, die ihre soziale Umwelt weniger wahrnehmen und die oft zu wenig kommunizieren. So wenig wie aufgrund des äußeren Schutzes eindringt, so wenig wird nach außen geleitet. Energetisch gesehen ist das ein Problem, das zu Missverständnissen mit der Umwelt führt und persönliche Konflikte beschwört, die bei Informationsaustausch zu vermeiden wären. Die rote Farbe der Helix, die ja auch Projektionsfläche des Leberstoffwechsels ist, weist auf einen solchen Konflikt und auf Ärger.

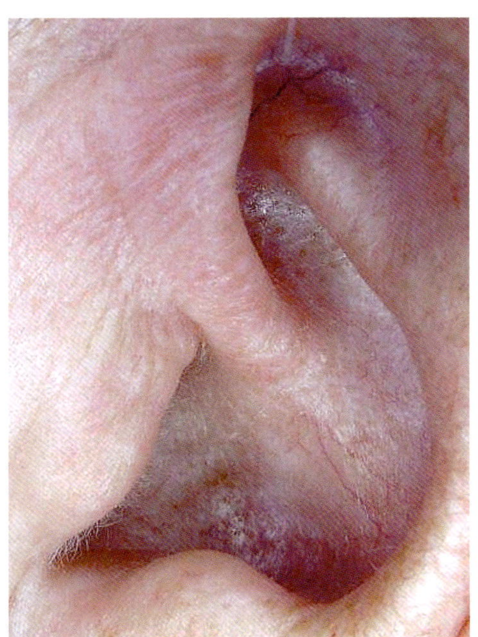

Abbildung 47: Arterielles Gefäß auf Sacrum und Uterus

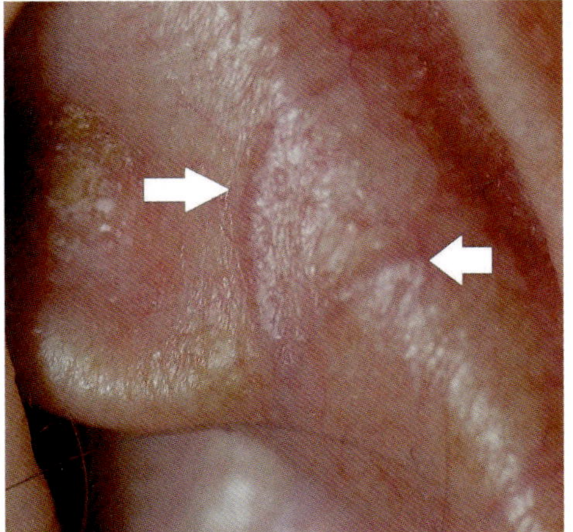

Abbildung 48: Venöse Strukturen auf Hüfte und Herzmuskel

3.6.6 Gefäße im Ohr

Solche Gefäße sind Stauungszeichen. Häufig weisen sie auf Schmerzentwicklung an dieser Stelle. Die arterielle Komponente ist Hinweis auf ein akutes Geschehen.

Venöse Gefäße im Ohr weisen auf eine Prädisposition und gewissermaßen auf eine Schwachstelle. Es ist daher nicht unbedingt davon auszugehen, dass sich hier ein akutes Geschehen abbildet. Allerdings sind sie Hinweis auf eine Schwäche, die sich natürlich durchgesetzt haben kann und dann als akutes Geschehen wahrgenommen werden will.

3.7 Die Gestalt des Ohrs

Wenn man Ohren betrachtet, ist man häufig schon intuitiv in der Lage einzuschätzen, ob es sich um ein „hässliches“ oder um ein „schönes“ Ohr handelt. Dabei lässt man sich vermutlich von der Größe, der Form und der Konsistenz leiten. Es ist daher notwendig, diese Komponenten zunächst einmal näher zu betrachten.

3.7.1 Die Größe

Ohren sind unterschiedlich groß. Wer lange genug Ohren betrachtet hat, weiß diesen Umstand richtig einzuschätzen. Dem Anfänger sei gesagt, es gibt große, mittlere und kleine Ohren. Aber es gibt keine Maßtabelle, die festlegt, was groß, mittel oder klein ist.

Wie schon ausgeführt, entsprechen in der chinesischen Medizin die Ohren den Nieren. Und aus der Niere kommt die Lebenskraft. Dementsprechend steht ein großes Ohr grundsätzlich für Vitalität, Aktivität, Ideenreichtum und Begeisterungsfähigkeit. Das Ohr mittlerer Größe steht dagegen mehr für Nüchternheit und Rationalität und das kleine Ohr für weniger Persönlichkeit, dabei aber für die Fähigkeit sich anzupassen sowie für körperliche Gewandtheit und manuelle Geschicklichkeit. Ob diese Grundzüge entsprechende gesellschaftliche Entwicklungen sichern, ist fraglich. Menschen werden sich ungeachtet der Ohrgröße in die verschiedensten Richtungen entwickeln. Und solange sich einer wohlfühlt in seinem Leben, sind die oben beschriebenen Merkmale ohnehin unwichtig.

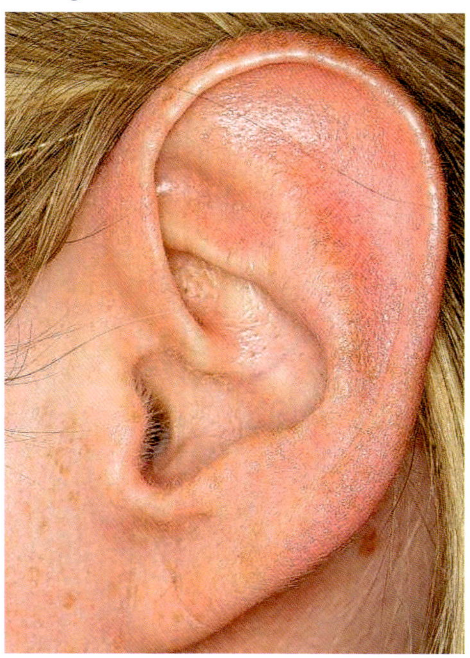

Abbildung 49: Ein großer oberer Ohranteil

3.7.2 Die Form

Die Ohrform ist eine Größe unseres Bewertungsansatzes. Zunächst betrachten wir das Ohr vor

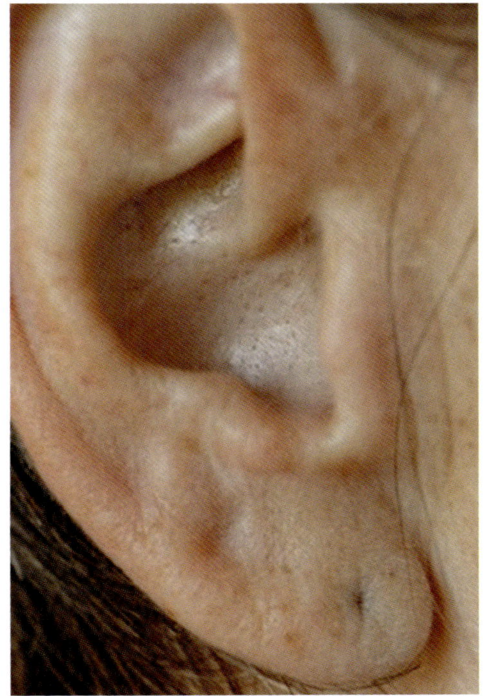
Abbildung 50: Ein dominanter Lobulus

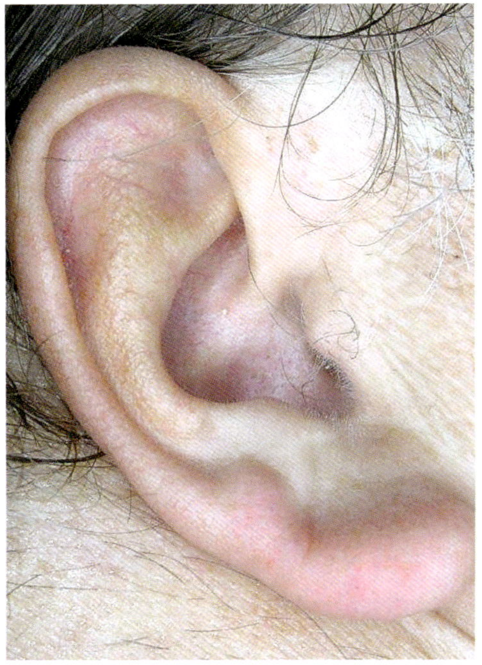
Abbildung 51: Ein schmales Ohr

uns und vergleichen es nicht mit anderen. Dabei gehen wir von einer Dreiteilung des Ohrs aus und bewerten das Verhältnis der oberen, mittleren und unteren Ohrzone zueinander. Bei einem normalen Ohr sind diese Zonen weitestgehend ausgeglichen.

Bei einer auffälligen Dominanz des oberen Bereichs handelt es sich wohl um einen kopf- bzw. geistbetonten Charakter.

Dagegen weist die besondere Präsenz des unteren Ohrbereichs eher auf Animalität und Gefühlsbetontheit hin.

Haben wir ein zu „schmales“ Ohr vor uns, bei dem es scheint, als sei es in der Breite halbiert, müssen wir davon ausgehen, dass es zu Einschränkungen der Lebensentfaltung insbesondere dort kommt, wo durch die geringe Ohrbreite Organe der Areale auf der Scapha oder in der Concha entsprechend wenig Entfaltung finden.

Handelt es sich um ein „rundes“ Ohr, d. h. insbesondere der mittlere Ohrbereich ist besonders ausgeprägt, können wir vermuten, dass es sich beim Träger dieses Ohres um einen fantasievollen, konstruktiven Geist handelt.

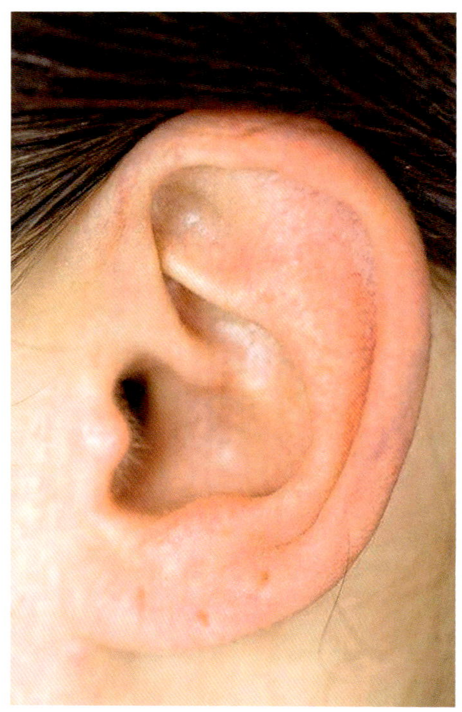

Abbildung 52: Ein rundes Ohr

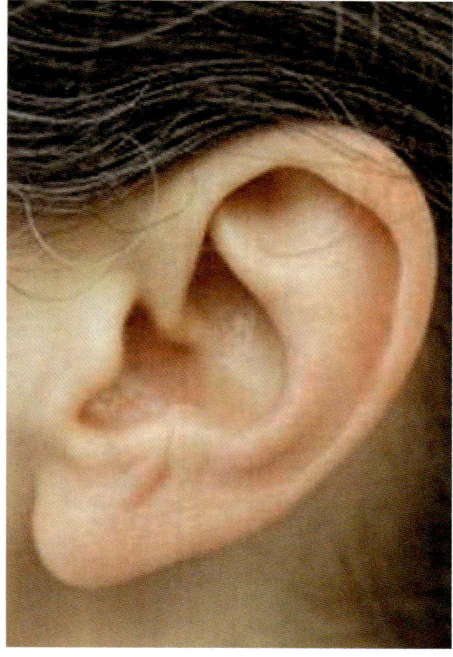

Abbildung 53: Ein wohlgeformtes Ohr

Man sollte bei der Betrachtung von Ohren grundsätzlich beide Seiten betrachten. Zeigen sich dabei unterschiedliche Formen, kann man annehmen, dass sich hier um eine problematischere Gefühlswelt mit Tendenz zu Unruhe und Unzufriedenheit handelt. Unterschiedliche Ohren sollte man auch getrennt analysieren. Merkmale, die in jeweils dem einen Ohr besonders ausgeprägt sind, dominieren. Sie sind die generell ablesbaren Tendenzen der Reaktionen und lassen die erkennbaren Wesenszüge eines Menschen verstärkt sichtbar werden.

Ein wohlgeformtes Ohr lässt grundsätzlich auf einen ausgeglichenen Menschen schließen.

Bei einem zerklüfteten Ohr können wir auf einen schwierigeren Charakter schließen. Bei abstehenden Ohren schließt der Betrachter auf eine neugierige, kommunikative und offene Natur. Ungleichmäßig große Ohren, wie auch einseitig anliegende bzw. abstehende, lassen auf eine etwas schwierigere Lebensbewältigung schließen.

Das sind Wahrnehmungen, die wichtig sind, will man Zustände, Depression oder Zorn, Mutlosigkeit oder Angst im Kontext ihrer Entstehung schneller erklären. Ich sitze häufig in der Bahn und beobachte Menschenohren. Das kann für einen Ohrakupunkteur zur Passion werden.

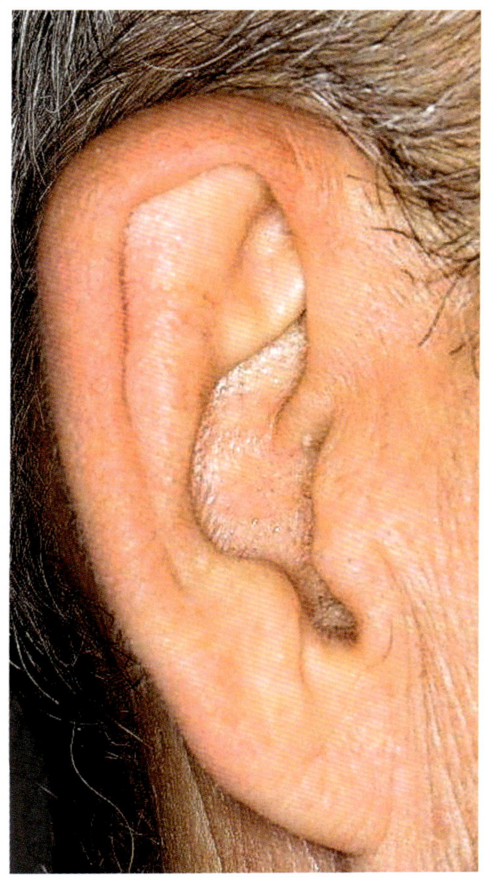

Abbildung 54: Ein zerklüftetes Ohr

Es ist spannend und oft würde ich viel dafür geben, zu erfahren, inwieweit meine Wahrnehmungen die Probe bestehen.

Man muss das übrigens vorsichtig angehen, denn der so betrachtete Mitbürger kann allein nicht darauf kommen, dass man nur auf die Ohren schaut. Wer guckt schon auf die Ohren? Das Zielobjekt wird annehmen, es wird angestarrt und fragt sich, was das bedeutet. Das kann Konflikte heraufbeschwören.

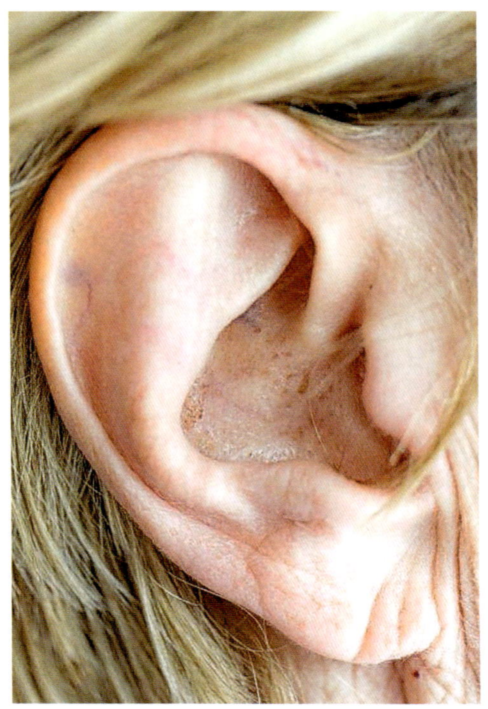

Abbildung 55: Ein dünnes Ohr

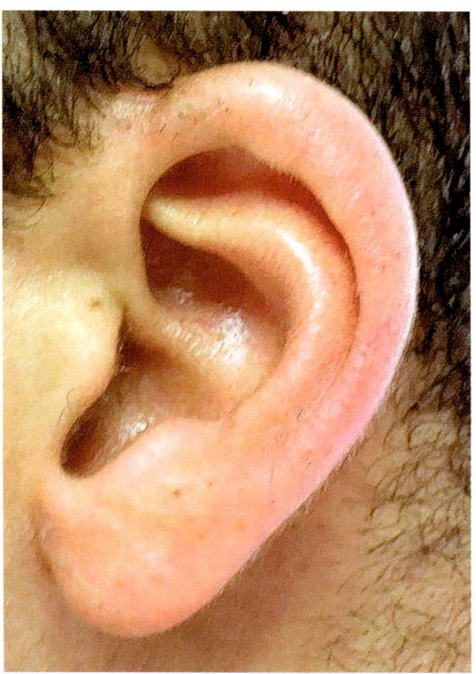

Abbildung 56: Ein Ohr mit ausgesprochen kräftiger Struktur

3.7.3 Die „Konsistenz" des Ohrs

Mit Konsistenz ist die materielle Beschaffenheit des Ohres gemeint. Handelt es sich um ein dünnes, fast „durchscheinendes" Ohr, ist der Träger desselben sehr sensibel und „dünnhäutig".

Handelt es sich dagegen um ein fleischiges, dickes Ohr, spricht das für eine weniger feinfühlige Gemütslage.

Wir finden hier ein robustes Menschenwesen vor, das auf Grund dieser kräftigen Struktur zu weniger sozial orientierter Handlungsweise neigt. Das Ohr weist auf eine materielle Persönlichkeit und große Körperlichkeit.

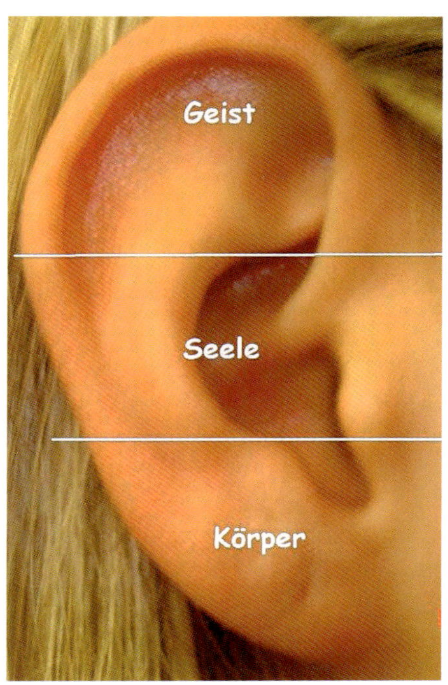

Abbildung 57: Die drei Ohrzonen

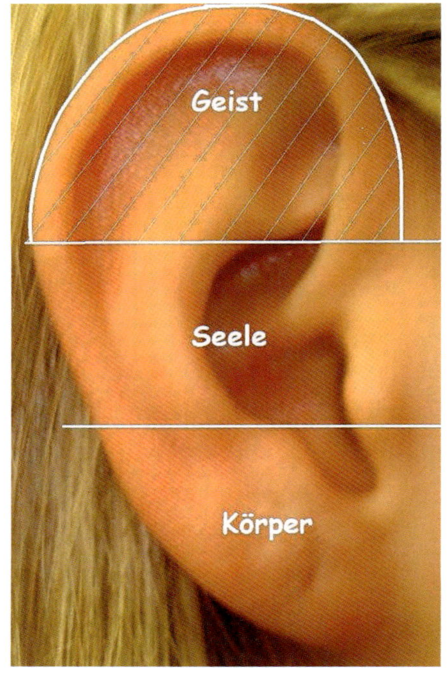

Abbildung 58: Obere Ohrzone (Geist, Gedanken, innerer Schwung)

3.7.4 Die Ohrzonen

Wir teilen das Ohr horizontal in drei gleiche Teile und betrachten deren Verhältnis zum Gesamtohr.

Die obere Ohrzone

Der obere Ohranteil ist die Zone des Denkens, des Geistes. Aus der Größe und Form im Verhältnis zum Gesamtohr kann man schließen, welche Rolle Bewusstsein bei dieser Veranlagung spielt.

Ein ausgeprägtes Oberohr lässt nicht zwingend auf eine hohe Hirnkapazität, einen klugen Kopf, schließen, schließt diese Möglichkeit aber auch nicht aus. Das was anzunehmen ist und als ein nicht zu vernachlässigendes Konfliktpotenzial bei der Herausbildung von Krankheiten eine Rolle spielen kann, ist das Bestreben, sich die Welt mehr über den Kopf als über den Bauch zu erklären.

Anzunehmen, die Welt sei so, wie man sie begreift, und nur zuzulassen, was man glaubt, weist auf eine mangelnde Flexibilität im Handeln und ist in unterschiedlichen Stufungen eine auffällige Prägung dieses Charakters. Ein großes und damit dominantes Oberohr weist daher auf einen vorsichtigen Menschen, der weniger spontan ist und nur glaubt, was er begreift. Er ist vermutlich wenig demütig und im Zusammenleben sehr empfindlich und zeigt daher häufig

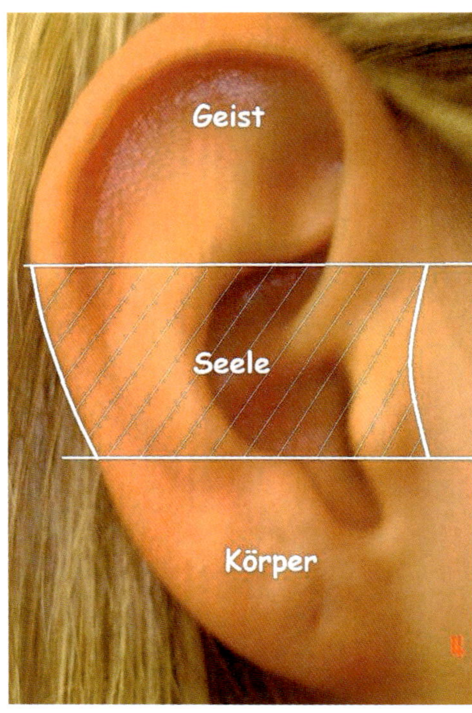

Abbildung 59:
Mittlere Ohrzone (Seele, Gestaltungspotenzial)

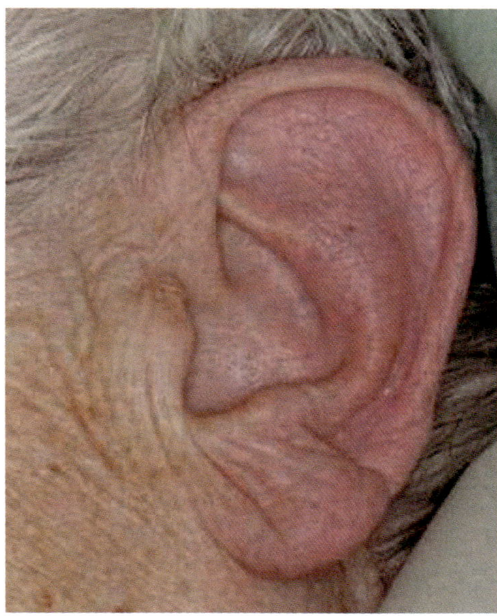

Abbildung 60: Im mittleren Bereich gerade verlaufende Struktur mit dünner Ohrkrempe

Überreaktionen (Zorn, Neid usw.) auf Probleme mit der „anstrengenden" Umwelt.

Die mittlere Ohrzone

Der mittlere Ohranteil entspricht im weitesten Sinn der Zone des Fühlens, der Seele. Eine harmonische äußere Form lässt auf Ausgeglichenheit schließen.

Eine ausgeprägte, gut geformte Helix mit weitem Bogen lässt auf Kreativität und künstlerische Impulse schließen.

Ist die Helixkrempe in diesem Bereich dünn und eher gerade, muss man auf geringere Flexibilität im sozialen Bereich und eine problematische Beziehung zu anderen Menschen schließen.

Ist die Anthelix im Halswirbelsektor besonders prominent und drängt nach außen, liegt zusätzlich eine hohe Empfindsamkeit vor. Der Betroffene nimmt mehr auf, als er abgeben (ableiten) kann. Erstaunlicherweise fördern seelische Belastungen durchaus Kreativität und Schaffenskraft. Denken wir nur an die Gedichte, die wir, schwer verliebt und gar nicht unserer selbst sicher, geschrieben haben.

Krank wird deswegen nur, wer den damit verbundenen Konflikt nicht lösen kann. Ein ausuferndes Areal im

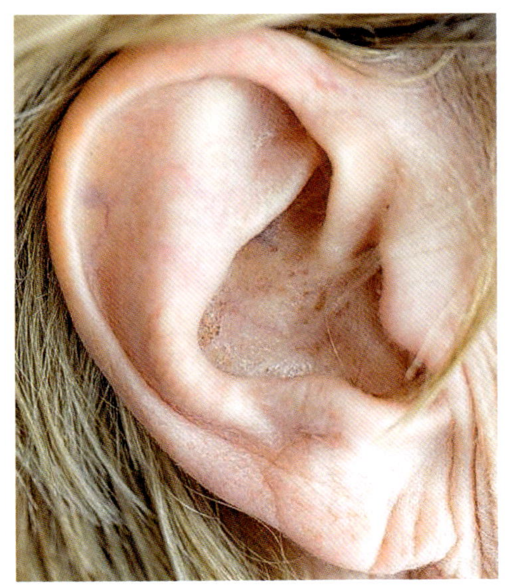

Abbildung 61: Prominente Anthelix im HWS-Bereich

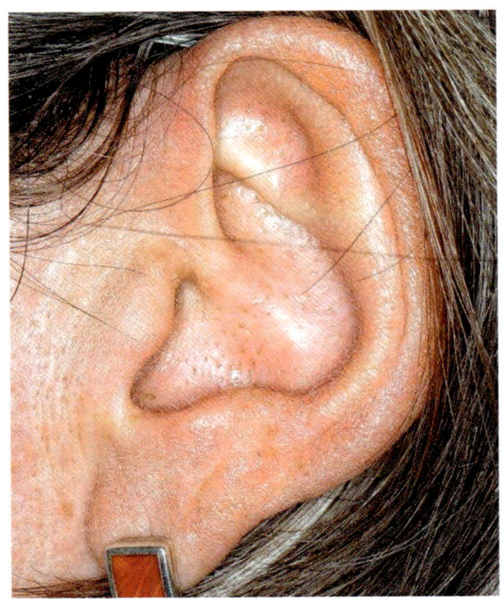

Abbildung 62: Großes Magenfeld und sehr schmale Scapha

Magenfeld, das die Anthelix in diesem Sektor nach außen drängt, weist auf seelische Empfindlichkeiten mit vegetativen Reaktionen. Der Magen (und der Darm) ist die Projektion einer vegetativen Persönlichkeit bei seelischen Belastungen. Solche Konstitutionen reagieren häufig vegetativ mit Magen-Darm-Problemen, wenn die Belastungen zu stark werden. Je größer das Magenfeld, umso stärker ist die vegetative Reaktion eines Menschen.

Der Streifen zwischen Anthelix und Helixkrempe ist die Scapha. Sie bildet im Bereich der Brustwirbelsäule das Areal des Brustkorbs ab und deren Breite zwischen Anthelix und Helixrand lässt auf die Kapazitäten von Atmung und Kreislauf schließen. Je schmaler der Bereich hier ist, umso sensibler wird der Mensch auf Stress und Belastungen reagieren. Herz (Kreislauf) und Lunge (Atemnot) sind dann besonders beeinträchtigt.

Die untere Ohrzone

Die Gestaltung des unteren Drittels, das ist hauptsächlich der Lobulus, weist generell auf die innere Kraft, die für Erneuerung des Organismus steht, hin.

Die Größe und Struktur des Lobulus stehen für eine animalische Disposition und einen ausgeprägten

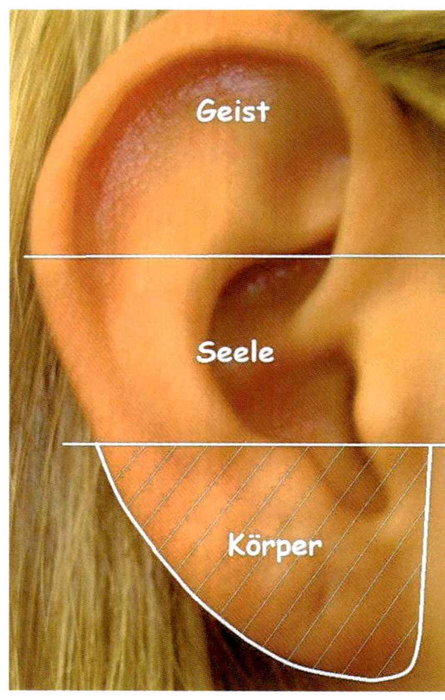

Abbildung 63: Die untere Ohrzone

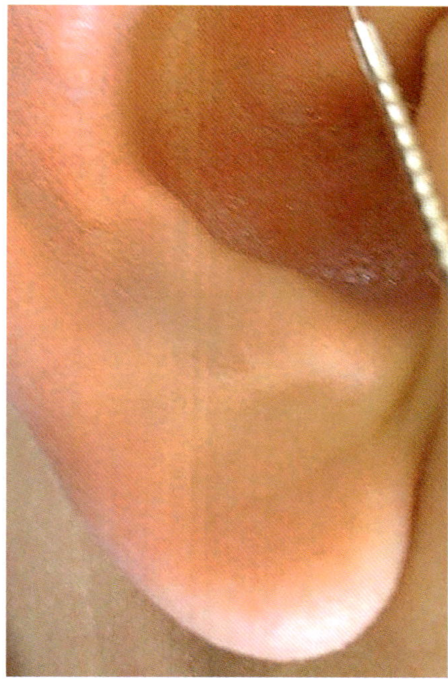

Abbildung 64: Ein kräftiger, frei hängender Lobulus

Willen zur aktiven Lebensgestaltung. Eine starke Stoffwechselfunktion befördert die geschlechtliche, reproduktive Kraft, lässt Hormone „tanzen" und die Lymphdrüsen gut reagieren.

Der Lobulus stellt durch Form und Größe die Kraft und die Persönlichkeit heraus. Das entspricht auch dem Yang-Anteil der körpereigenen Energie, der nach außen gerichteten Lebenskraft. Wenn der Lobulus stark entwickelt ist, ist es wohl so, dass eine materielle Kraft die Gesamtpersönlichkeit dominiert. Solche Menschen werden häufig gar nicht bemerken, dass sie andere mit ihrer spontanen (arglosen!?) Kraft stören bzw. erschrecken. Diejenigen, die ihre Dominanz bewusst erfahren und begriffen haben, werden sie aber möglicherweise auch zum eigenen Vorteil einsetzen.

Wenn der untere Teil, der Lobulus besonders ausgeprägt (frei hängend) und groß ist, ist der Träger eher realistisch-materiell geprägt. Solche Personen sind dem Genuss und materiellen Werten zugewandt. Ein Mensch mit einem breiten, dominierenden Ohrläppchen zeigt sich von Natur aus als willensstark, auch körperlich kräftig (gute Regeneration) und durchaus andere beherrschend.

Diese Disposition kann aber zugleich negativ für solche Menschen sein. Oft haben sie es nicht so leicht im Leben, insbesondere, wenn sie weniger angepasst

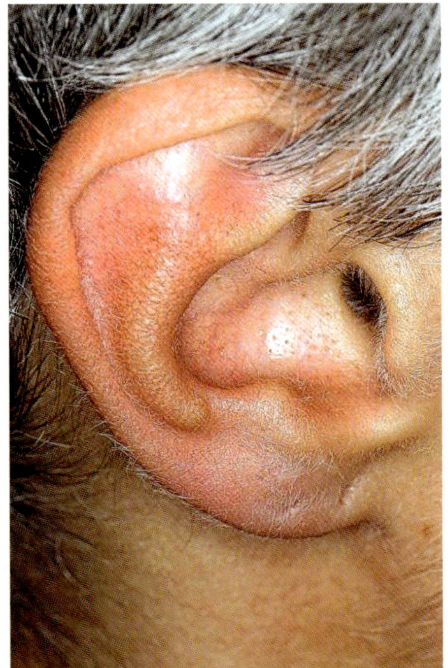

Abbildung 65: Kleiner, angewachsener Lobulus

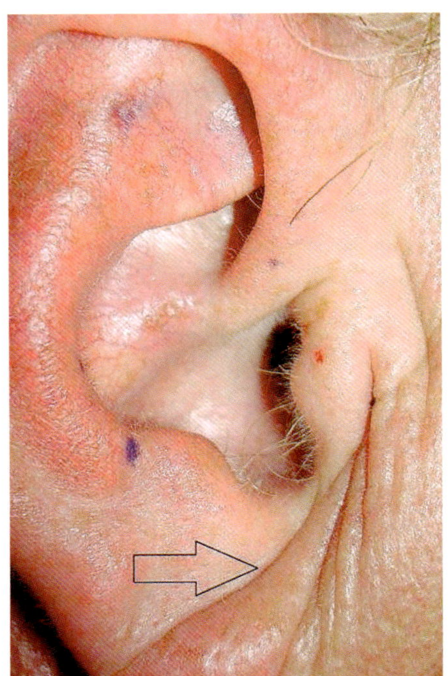

Abbildung 66: Stressfalten

sind und sich als Persönlichkeit einbringen müssen. So etwas erzeugt die Widerstände im Leben, für deren Lösung man immer wieder viel Energie benötigt.

Angewachsene Ohrläppchen deuten auf von Natur aus schwächere Menschen mit weniger Selbstgefühl und Sendungsbewusstsein. Vermutlich sind solche Personen ängstlicher und vorsichtiger, denn sie haben eine Vorstellung „von den Gefahren des Lebens".

Positiv für diese Disposition ist, dass solche Naturen häufig Strategien zum Überleben haben, die durch Anpassungsfähigkeit (Teamfähigkeit) und Kompromissbereitschaft geprägt sind. Sie haben es dadurch häufig leichter, da sie ihr ohnehin anspruchsloses Ego jederzeit anpassen und „in der Gruppe mit schwimmen" können.

Je kleiner das Ohrläppchen, umso zutreffender ist übrigens diese Aussage. Hier tritt dann zusätzlich eine Disposition zur inneren, seelischen Unruhe zutage. Ein kleines, angewachsenes Ohrläppchen in Verbindung mit einer großen unteren Concha weist auf eine Persönlichkeit, die sich leicht (seelisch und körperlich!) verausgabt.

Eine Stressfalte ist ein Zeichen, das auf eine gewisse Stressunfähigkeit des Trägers hinweist. Man rechne in belastenden Situationen mit einer Neigung zu Spasmen, die sich auf den gesamten Organismus, besonders im Bereich der Atemwege und des Kreislaufs auswirken.

3.7.5 Areale

Was sich auf dem Ohr erkennbar ausprägt, bedeutet, es gibt eine Störung im Organismus. Für uns hat das nur den einen Sinn, auf mögliche Probleme aufmerksam zu werden. Über Art und Bedeutung des Geschehens erfahren wir allein durch Inaugenscheinnahme wenig. Aber wir haben jetzt die Chance zu hinterfragen und zu klären, was ohne Hinsehen eventuell gar nicht in die Betrachtung einbezogen worden wäre.

Die Gestaltung der einzelnen Strukturbereiche lässt grundsätzlich eine Schlussfolgerung auf die Disposition bzw. die Reaktionsbereitschaft der sich in den Arealen abbildenden Organe und Organsysteme zu. Äußere Merkmale wie Größe, Breite, Enge, Tiefe der jeweiligen Areale beschreiben eine genetische determinierte Ausgangssituation. Die Größe eines Areals beschreibt den Raum und die Fähigkeit eines Organs oder Organsystems, auf Belastungen zu reagieren. Übermäßige Breite weist auf die Tendenz der Entgleisung von Prozessen, Enge auf eine eingeschränkte Flexibilität der Funktion. Eine flache Ausprägung weist auf energetischen Mangel und eine ausdrückliche Tiefe (etwa der Concha) auf Kraft und eine gute Abwehr. Form und Gestaltung des Ohrs weisen auf eine Disposition, auf die Ausgangslage in Sachen Reaktionsbereitschaft, Kraft, Mangel/Schwäche, Leistungsvolumen, Flexibilität usw. von Organen oder Organsystemen. Diese Reaktionen müssen sich keineswegs bereits ausgewirkt haben. Aber sie zeigen Stärken oder Schwachstellen des Organismus, die in einem Krankheitsfall Prozess und Krankheitsverlauf bestimmen. Die bei der Geburt bereits vorhandenen Strukturmerkmale deuten auf eine Prädisposition. Ihr Vorhandensein weist nicht unbedingt auf eine akute Störung hin. Im Krankheitsfall kann die Prädisposition, die vielleicht auf eine Schwächung des betreffenden Organs hinweist, allerdings auch auf eine akute Situation hinweisen. Akut sich in den Arealen herausgebildete sichtbare Auffälligkeiten des Ohrareals richten unser Augenmerk auf zeitlich übersehbare Veränderungen. Sie entstehen spontan infolge akuter körperlicher Störungen und vergehen wieder, wenn eine Regulierung des jeweiligen Prozesses erfolgte.

Sie sind topostabil, das heißt, sie haben immer einen direkten Bezug zu dem in den Areal sich abbildenden Organen oder Organsystemen, auf denen sie sich ausbilden.

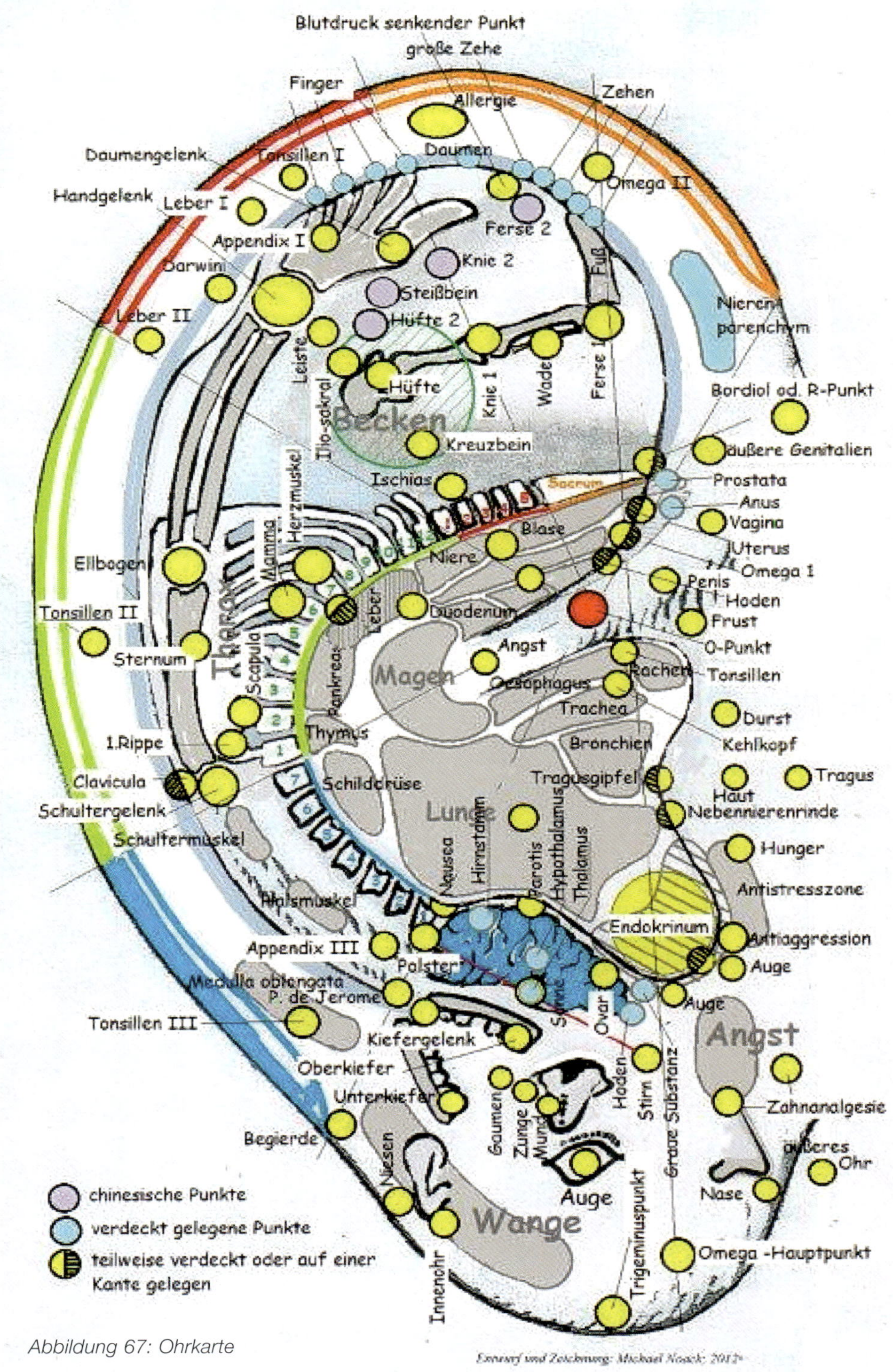

Abbildung 67: Ohrkarte

3.8 Die Position des Ohres am Kopf

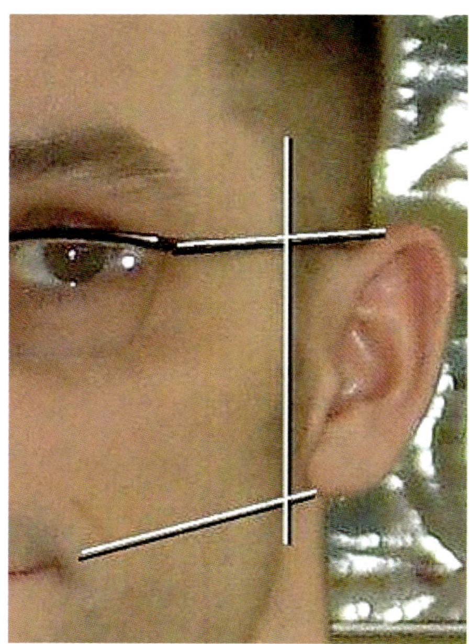

Abbildung 68: Positionen des Ohres

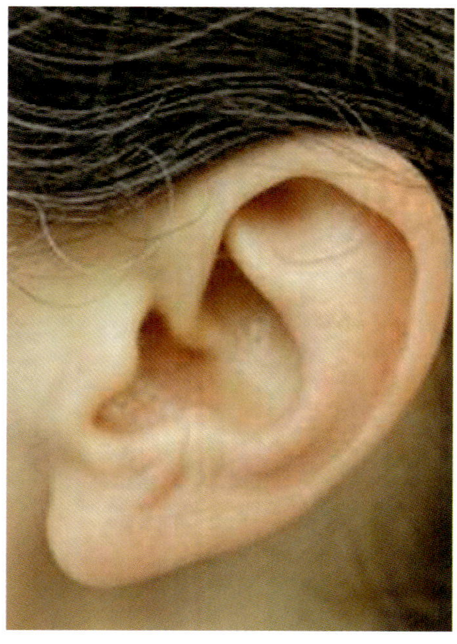

Abbildung 69: Nach hinten geneigtes Ohr ("Schlitzohr")

Auch die Position des Ohres am Kopf ist neben Form und Gestaltung von Bedeutung. Wenn man den Kopf von der Seite betrachtet, liegt das Ohr normalerweise im zweiten Drittel des Kopfes und die untere Kante des Ohrläppchens horizontal auf gleicher Höhe mit der Nasenunterkante. In diesem Kontext steht das Ohr für Erbenergie und Urteilskraft.

Liegen Ohren höher, schließt man auf Überschwang und Optimismus, aber auch auf theoretische Überspanntheiten. Ein Mensch also, der die Welt nach seinen Vorstellungen erlebt und zu gestalten sucht. Ein plausibles Argument ist für ihn immer nur ein Argument, das er auch versteht. Dabei spielt die Realität gelegentlich eine nur untergeordnete Rolle.

Liegen die Ohren tiefer, ist der Eigentümer eher ein Realist, vielleicht aber ein ängstlicher Grübler. Eine Neigung, die Dinge schwerer zu nehmen, als sie sind, muss sich im Normalfall nicht psychisch belastend auswirken. Erst Krankheit oder Alter werden diese Disposition verstärken und zu einem Problem werden lassen.

Häufig trifft man auf Ohren, die sind schräg, also nach hinten geneigt, am Kopf angewachsen.

Ist das der Fall, gilt dies für Fantasie und gelegentliche Aggressivität. Die Träger solcher Ohren werden auch häufig als „Schlitzohren" bezeichnet, was auf eine wohlwollende Distanz des Urteilenden schließen lässt. Hat er sich doch wieder einmal belehren lassen müssen, dass es auch unorthodoxere Wege zum Ziel gibt, als er sie selbst benutzt.

3.9 Die Gestaltung einzelner Teile des Ohres und deren Bedeutung

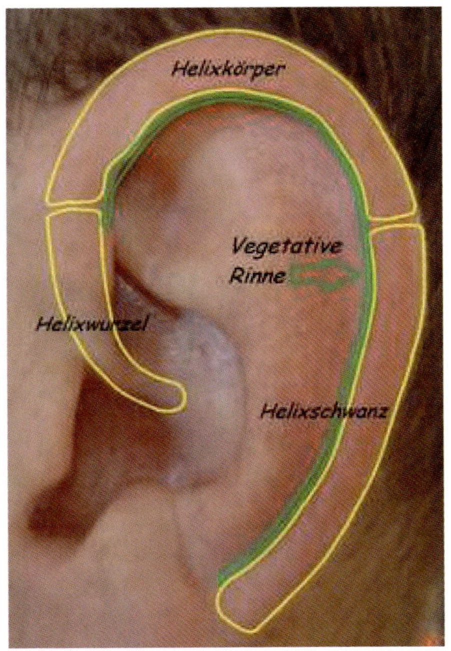

Abbildung 70: Die Helixkrempe

3.9.1 Die Helix

Die Helix - oder besser gesagt, die Helixkrempe - „umschließt" das Ohr. Sie beginnt mitten in der Concha und endet an der postantitragalen Furche, am Übergang zum Lobulus. In ihrem Verlauf kennen wir drei Teilbereiche:

- Helixwurzel (in die Concha verlaufend)
- Helixkörper (kaudal) und
- Helixschwanz

Die Gestaltung der Helixkrempe gibt Auskunft über die Fähigkeit, äußere Einwirkungen zu bewältigen.

Eine dünne und wenig ausgeprägte Krempe im oberen Drittel des Ohres deutet auf „Erstarren", auf wenig Flexibilität im Leben. Solche Menschen sind dünnhäutig. Sie können nur wenig

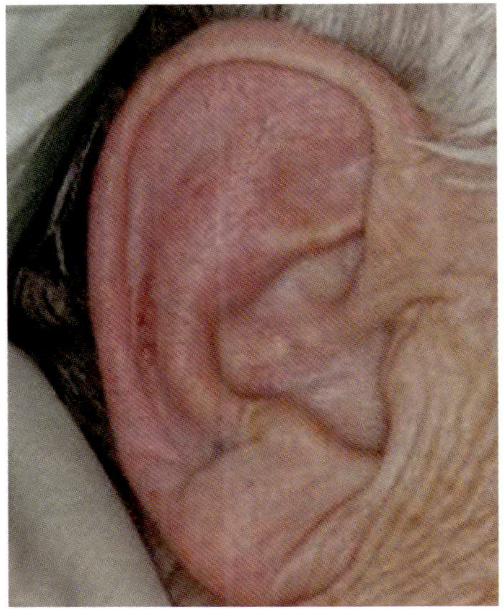

Abbildung 71: Eine dünne Helixkrempe

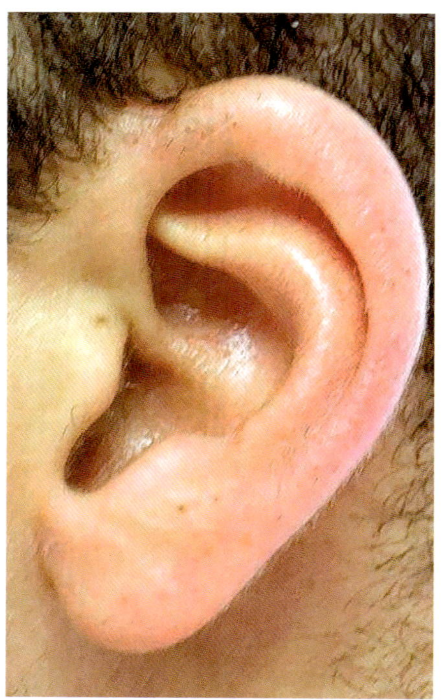

Abbildung 72: Ein "fleischiges" Ohr

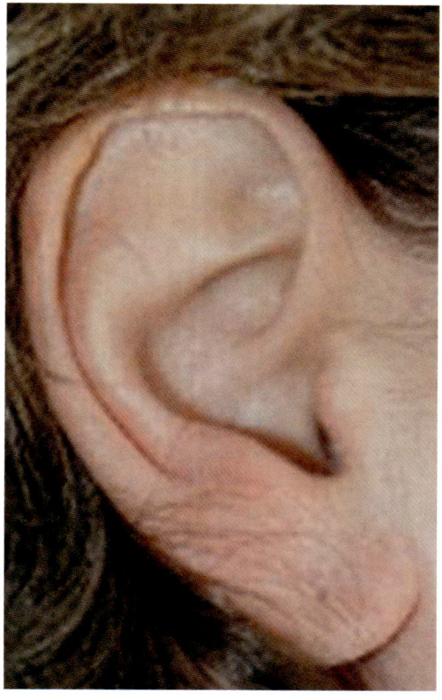

Abbildung 73: Eine kleine, flache Helixwurzel

zulassen und geraten schnell in Stress. Kein Wunder, da sie so viel von außen aufnehmen und verkraften müssen. Und so erstarren sie, beharren lange auf einmal gefassten Entschlüssen und sind sozial wenig umgänglich!

Sie erstarren übrigens nicht nur mental, sondern auch körperlich und so muss man als Reaktion auf Belastungen durchaus auch mit Schmerzen der Gelenke, Muskeln usw. rechnen.

Wenn sich kleine Knötchen auf dem Helixrand befinden, deutet das auf eine Tendenz zur „Verhärtung", auf eine Disposition zu Gicht oder Rheuma und im weitesten Sinne auf eine Disposition zur harnsauren Diathese hin.

Ist die Helixkrempe stark und das Ohr sehr fleischig, sind das Zeichen allgemeiner Genussfreudigkeit, aber auch Hinweise auf Launenhaftigkeit. Denn was innere Konflikte betrifft, ist ein Mensch mit einer dicken Ohrkrempe nicht ohne Weiteres in der Lage, diese nach außen zu tragen. Es handelt sich dann wohl um „starke Leute", die ihre Probleme mit sich selbst ausmachen. Solche Menschen werden häufig als eigensinnig, rücksichtslos und herrschsüchtig war genommen.

Eine wohlgeformte und den gesamten Ohrrand umschließende Helixkrempe weist auf eine Resistenz gegenüber der Umwelt und ihren Einflüssen. Der Träger ist nach außen hin geschützt.

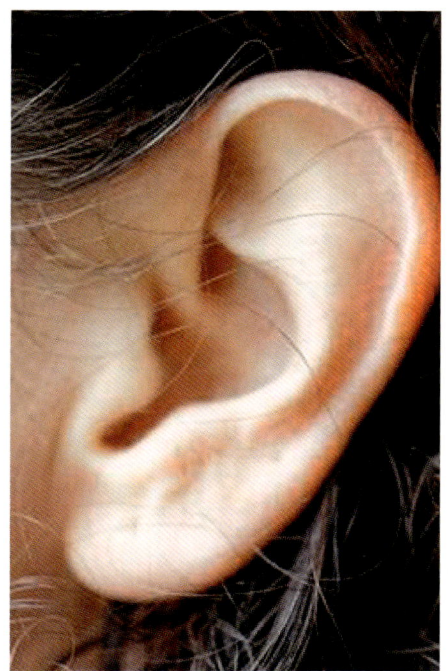

Abbildung 74: Eine kurze, steil in die Concha abfallende Helixwurzel

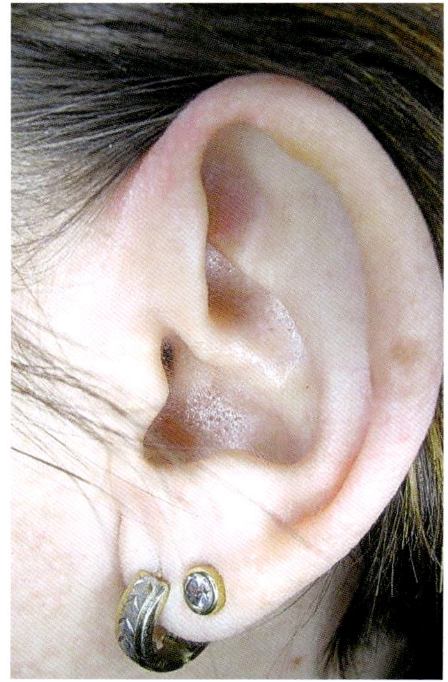

Abbildung 75: Oben spitzes Ohr

Ein schöner Bogen ist in der Regel Ausdruck des inneren Schwungs, der Kreativität und der Sprachgewandtheit.

Eine im Verlauf in die Concha flache Helixwurzel weist auf die Tendenz des Organismus auf Hemmungen.

Die kurze, steil in die Concha „abstürzende" Helixwurzel ist ein Hinweis auf eine Disposition mit schwacher Herz-Kreislauf-Leistung.

Der Helixkörper bildet die obere Kurvatur der Helix. Er endet etwa in Höhe des Darwini und geht dort in den Helixschwanz über. Dieser obere Helixbogen dokumentiert die mentale Form- und Aufrichtefähigkeit des Organismus.

Eine normale Halbkreisform des oberen Helixbogens weist auf eine „gute" Entwicklung des Denkens. Ist das obere Ohr eingeengt und bildet eine eher spitze Ohrkuppe, gibt es Abweichungen hinsichtlich der Denkstrukturen. Man kann vermuten, dass der Eigentümer solcher Ohren eine Neigung zum Fantastischen hat oder in dem einen oder anderen Fall unter einer gewissen Abwegigkeit der geistig-seelischen Sphäre leidet. Das Problem ist, dass die hohe Empfindsamkeit und damit häufig erklärbare Missverständnisse im Zusammenleben die soziale Kompetenz der Betroffenen beeinträchtigen. Eine solche Person neigt

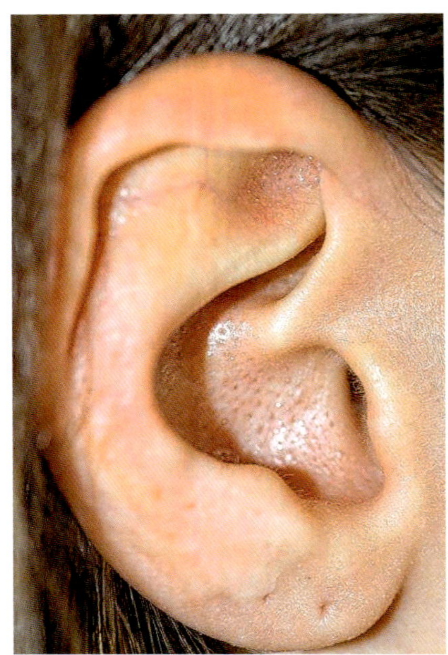

Abbildung 76: Ein oben abgeknickter und und verdickter Helixkörpe

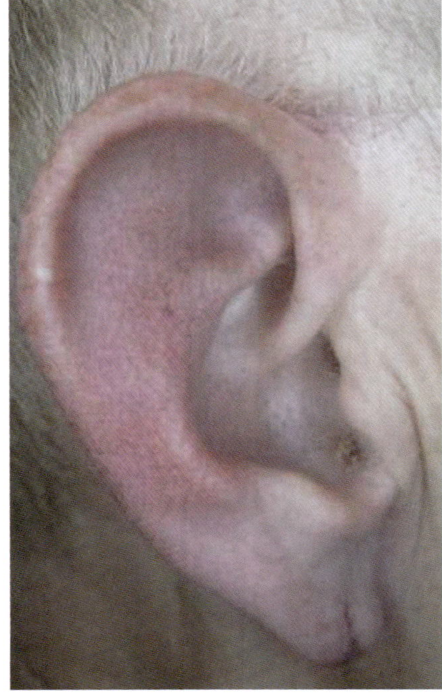

Abbildung 77: Eine dünne Helix mit scharfer Kante und Knötchen

dazu, sich der Realität zu entziehen oder in Wunschsphären zu flüchten.

Es gibt Ohren, bei denen ist der obere Helixbogen abgeknickt. Er senkt sich mehr oder weniger nach vorn über das restliche Ohr. Aus diesem Bild deuteten wir depressive Anlagen und „gebremste" Denkkräfte. Es ist in solchen Fällen eine gewisse Langsamkeit des Denkens zu vermuten. Solche Menschen darf man nicht zu sehr bedrängen. Sie benötigen Zeit für ihre Entscheidung und sie geraten in Bedrängnis, wenn man ihnen diese nicht zugesteht.

Je stärker der obere Bogen herabgedrückt oder verdickt ist, umso eher trifft diese Annahme zu.

Dieses Zeichen hat nichts mit der Intelligenz der betroffenen Person zu tun, sondern mit Reaktionsfähigkeit. Ich vermute, dass solche Personen Konflikte mit der Umwelt haben, weil sie langsamer zu einem Denkergebnis kommen. Das kann durchaus ein Patient mit einem hohen IQ sein. Und es ist ihm klar, dass die anderen sein gelegentliches Zögern missverstehen. Und so „macht er zu", wenn er zu sehr bedrängt wird.

Ist der Helixkörper eingeengt und seine Kurve verläuft eher spitz, lässt sich an eine Neigung zu fantasievollen Abwegen des Denkens und eine Fluchttendenz weg von der Realität, in Fantasiewelten, denken.

Der Helixschwanz beginnt etwa auf Höhe des Darwini und endet an der postantitragalen Furche. Der Point Darwini ist ein prominenter Knoten auf dem Helixkörper im Übergang von Helixkörper zu Helixschwanz. Zusätzlich vorhandene kleine Knötchen auf dem Rand der Helixkrempe lassen auf eine Disposition zur Gicht schließen und weisen auf eine Tendenz zur „Erstarrung". Ist die gesamte Helix schwach ausgebildet, kann man auf eine Tendenz allgemeiner Lebensangst (…„nur nicht auf dem falschen Fuß erwischen lassen!") schließen, die wenig Belastung erträgt. Ständig mit einer solchen eher diffusen, Angst geplagt, sind psychosomatische Reaktionen auf den Organismus (Stress), insbesondere auf Gefäße, Gelenke usw. zu erwarten.

3.9.2 Die Anthelix

Die Anthelix ist eine knorpelige Kante, die den Rand der Concha bildet. Sie bestimmt die innere Gestalt des Ohres. In dem Maße, wie sie den Schwung der Helix nachahmt, lässt sich auf eine ausgeglichene Persönlichkeit schließen.

Anthelix und die untere Anthelixwurzel bilden die gesamte Wirbelsäule ab. Die Ausbildung der einzelnen Teile geben die Kraft und Gestalt der Wirbelsäule wider. Schwächen oder Stärken der strukturellen Gestaltung der einzelnen Abschnitte lassen auf die Leistungsfähigkeit der hier sich abbildenden Wirbelsäulensegmente schließen.

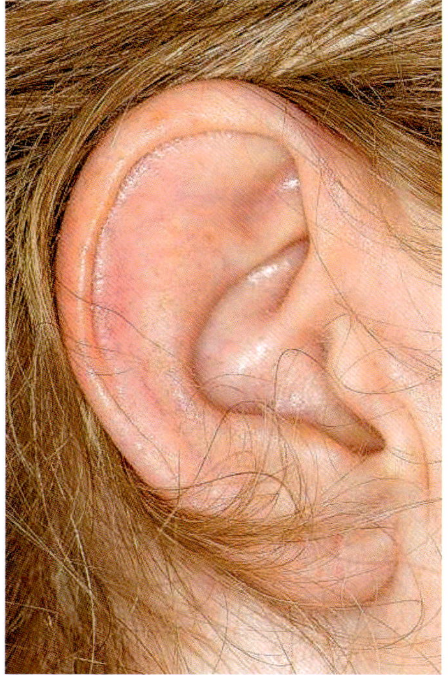

Abbildung 78: Unauffällige normale Anthelix

Eine prominente Anthelix, die die Helixkrempe überragt, findet man vornehmlich bei Leuten, die besonders sensibel und empfindsam sind. Sie signalisiert eine überhöhte Wahrnehmungsfägkeit, die noch verstärkt disponiert ist, wenn der Träger mit einer dünnen Helixkrempe und einer wenig robusten Gewebestruktur des gesamten Ohrs (insbesondere der Scapha und der Fossa triangularis) gesegnet ist.

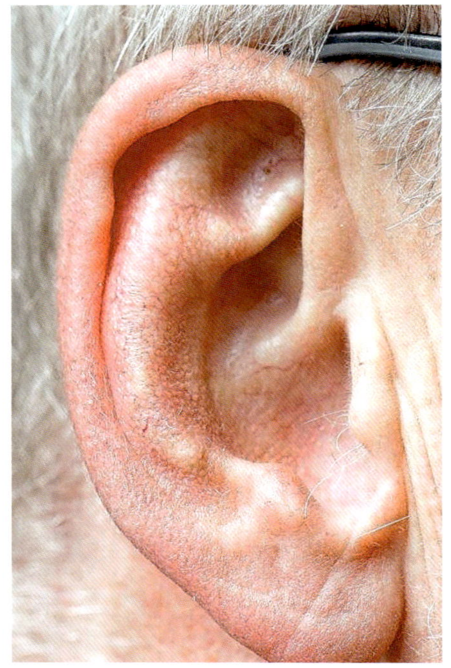

Abbildung 79: Eine prominente Anthelix

Dort wo (in der Concha) ein ausgeprägtes Magenfeld die Anthelix nach außen drängt und die Scapha im BWS/HWS-Bereich (Areal des Brustkorbes!) verengt, zeigt sich häufig eine Schwäche der Reaktion auf psychische Belastung und auf Atembeschwerden.

Bei einer ausgeprägten Ausbuchtung des HWS-Sektors spricht man auch von einem „Psychoknick" als Hinweis auf eine eingeschränkte seelische Belastbarkeit. Eine verminderte Lebenstauglichkeit mit Angst vor anderen, dem Drang, sich zu entziehen und Verzagtheit sind oft die unmittelbaren Folgen.

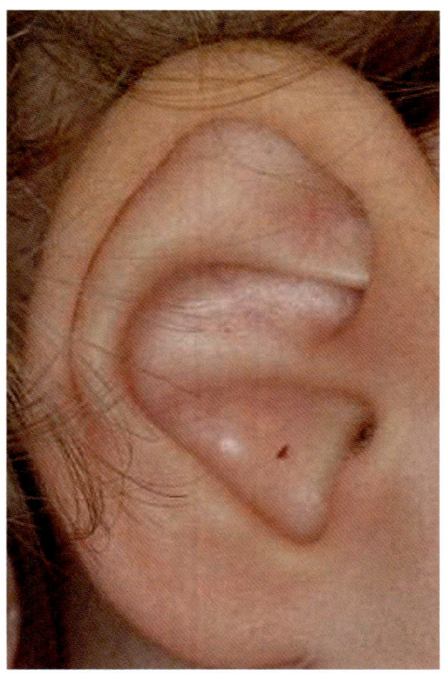

Abbildung 80: Eine enge Scapha und ein weites Magenfeld

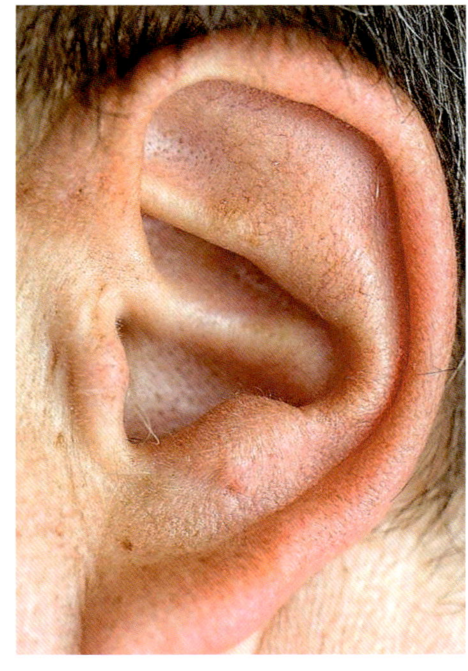

Abbildung 81: Der "Psychoknick"

3.9.3 Die Concha

In der Concha bilden sich die Organe ab, die entwicklungsgeschichtlich auf der entodermalen Keimblattebene entstanden sind. Das sind die Hohlorgane. Aus chinesischer Sicht stellt man sich bei diesem Abbildungsbereich vor, es handele sich um den „Dreifacherwärmer". In der Concha inferior, also im unteren Conchabereich, bilden sich entsprechend die Organe des oberen Erwärmers ab, am Ende der Helixwurzel, also im mittleren Bereich der Concha, die des mittleren Erwärmers und in der Concha superior, also im Bereich der oberen Concha, die des unteren Erwärmers. Die Helixwurzel, die in etwa mittig in der Concha ausläuft, teilt diese in zwei Hälften, in die Conchae superior und die Conchae inferior, in den oberen und unteren Conchabereich.

- **In der oberen Conchahälfte** bilden sich die Areale von Leber, Pankreas, Galle, der Niere/Blase und der ausleitenden Harnwege ab.
- **In der unteren Conchahälfte** finden wir Schlund, Ösophagus und Mageneingang, Schilddrüse, Lunge und ihre Beziehung zum Kreislauf sowie im Bereich der Incisura intertragica das Zentrum der endokrinen Steuerungen.
- **In einem mittleren Sektor** der Concha finden wir den Magen-Darm-Trakt, der sich um die Conchawurzel herum entwickelt.

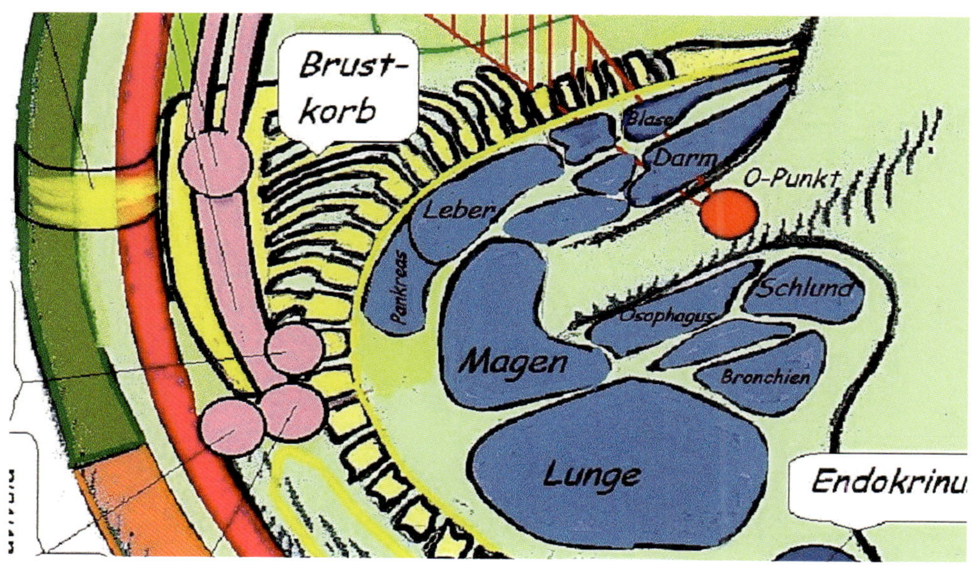

Abbildung 82: Organe in der Concha

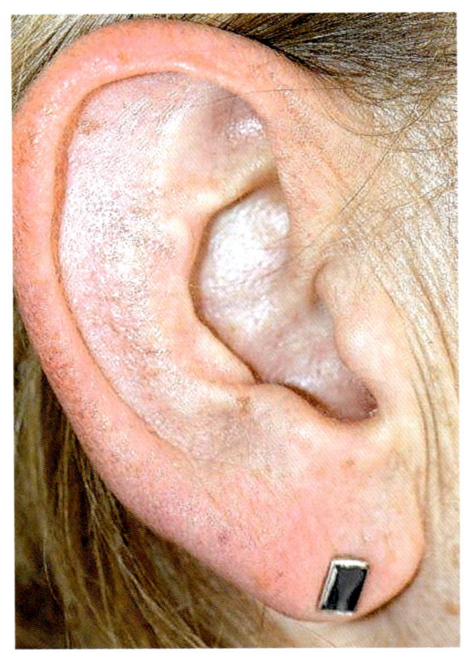

Abbildung 83: Eine kleine, flache Concha

Grundsätzlich ist eine tiefe Concha gut. Dem Träger einer tiefen Concha wird Kraft und Gelassenheit für die Bewältigung der täglichen Verrichtungen zugestanden.

Eine flache Concha dagegen signalisiert eine Disposition zur Bindegewebsschwäche, zu viel Schleim in Bronchien und Lunge und auf seelischer Ebene eine Tendenz zum Grübeln und sich Sorgen machen.

Die Concha ist nach chinesischer Ansicht die Abbildung der Milz. Damit ist aber nicht nur das Organ gemeint, sondern dessen Funktionskreis und seine Auswirkungen auf körperliche und seelisch-geistige Reaktionen. Die Milzfunktion besteht danach auf körperlicher Ebene im Wesentlichen darin, die Lebensenergie aus der Nahrung zu generieren und im Körper zirkulieren zu lassen. Auf seelisch-geistiger Ebene besteht die Aufgabe darin, sich an veränderte Umstände anzupassen und aufgenommene Informationen und Erlebtes zu verdauen.

Die Ausgestaltung der Räume in der Concha gestattet interessante Einblicke in die Funktion der hier sich abbildenden Organe und Organzusammenhänge. Sind die Bereiche der oberen oder unteren Concha klein oder eng, wird es bei Belastungen des Organismus zu Engpässen und Problemen kommen, ohne dass eine Organschädigung vorliegt. D. h. in einer belastungsfreien Phase werden Störungen gar nicht auftreten. Wenn aber ein schwaches Organ durch Belastungen gestört wird, breitet sich das Areal des gestörten Organs als Reflexfeld zuungunsten der anderen Areale der sich hier abbildenden Organe aus und man muss davon ausgehen, dass die Folgereaktionen in einer engen Struktur gravierend sind, weil kein ausreichender Raum für Ausdehnung da ist. Damit wird auch die Funktion der anderen Organe im Umfeld einer Störung in ihrer Funktion beeinträchtigt und die Folgen sind dann dramatischer, als zu erwarten war.

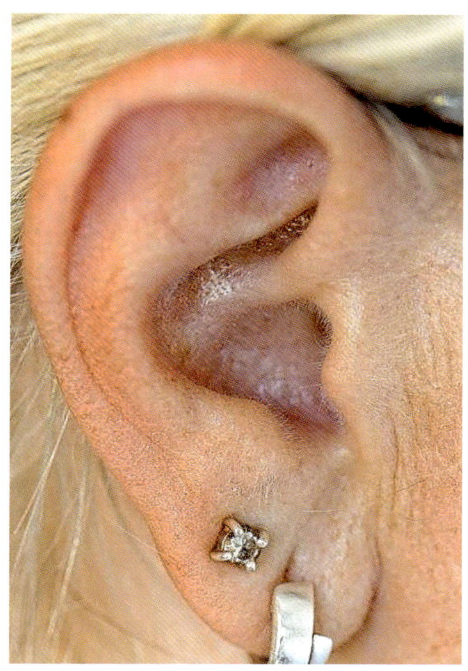

Abbildung 84: Eine enge obere Conchahälfte

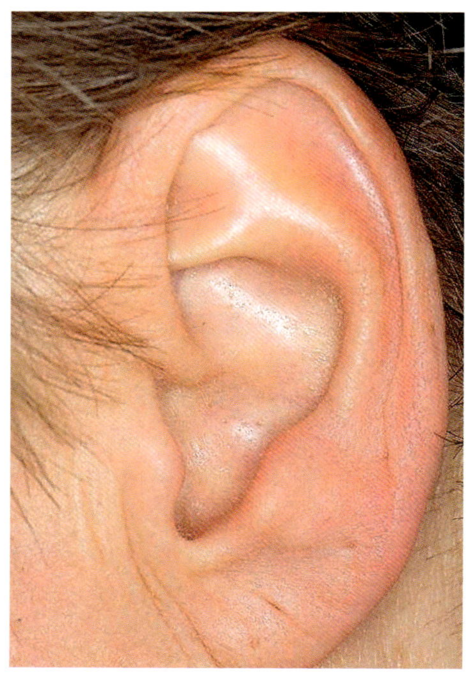

Abbildung 85: Eine weite obere Conchahälfte

Die obere Conchahälfte

Ist dieser Bereich von der normalen Größe abweichend klein/eng, muss man von potenziellen Konflikten bei Nahrungsverwertung und Ausscheidung ausgehen. Die Regulation der Vorgänge in diesem Sektor leidet unter einer deutlichen Inflexibilität. Alles staut sich und der Stoffwechsel ist verlangsamt. Die Störungen sind vielfältig. Möglicherweise sehen wir hier eine vegetative Reaktionslage. Die entsprechenden Symptome reichen von Blähsucht über Leberbelastungen mit allen Folgen bis zur Adipositas.

Ist dieser Bereich zu weit, liegt meist eine Stoffwechsellabilität vor, die sich in Ernährungsmängeln und anderen Entgleisungen des Stoffwechsels auswirkt. Man kann dann von einer Abweichung von der Norm in Richtung unkontrollierbarer Reaktionen hin zur Stoffwechsellabilität ausgehen. Häufig liegt dann auch eine Veranlagung oder gar eine akute Diabetes mellitus vor. Diese Menschen verwerten die Nahrung nur unzureichend und sind infolgedessen häufig unterversorgt. Viele von ihnen werden nicht überhaupt nicht dick, obwohl sie, wie der Volksmund treffend formuliert, „fressen wie eine siebenköpfige Raupe!."

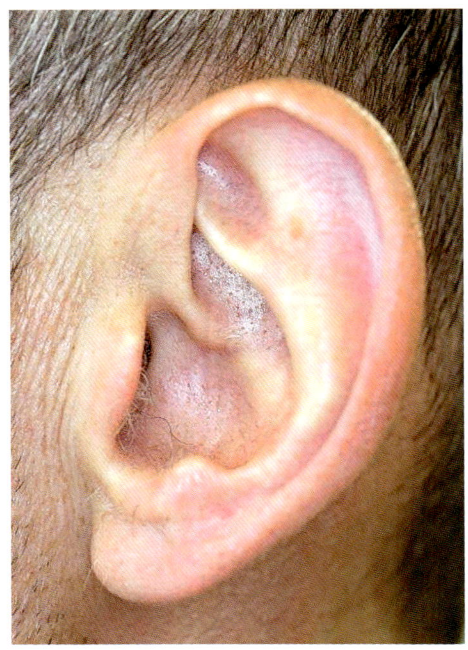

Abbildung 86:
Eine weite untere Conchahälfte

Die untere Conchahälfte

Im unteren Conchabereich bildet sich in erster Line der gesamte Respirationstrakt ab. Dieser wird nach oben begrenzt von einem Teil des Magen-Darm-Traktes, nach außen, zum Wall hin, durch Schilddrüse und Medulla oblongata und nach unten durch das Hirn und insbesondere durch den zentralen endokrinen Steuerungsbereich (u. a. Hypophyse).

Das Lungenfeld liegt zentral in dieser unteren Conchahälfte. Disproportionen wie eine auffällig große Weite oder große Enge dieses Bereichs sind Zeichen der Schwäche. Große Weite ist ein Zeichen für Dysregulation und damit verbundenen Energieverlust. Wie oben schon bemerkt, weist die Struktur auf Menschen hin, die ihre Energie wenig kontrollieren können. Sie neigen dazu, sich zu überfordern, weil sie nicht oder erst zu spät bemerken, dass da keine Kraft mehr vorhanden ist.

Ein enges Feld dagegen ist ein Zeichen für Funktionseinschränkungen, u. a. durch mangelnde Flexibilität. Das deutet auch durchaus auf ganz konkrete Einschränkungen wie Luftmangel bei der geringsten Belastung oder beim Treppensteigen hin.

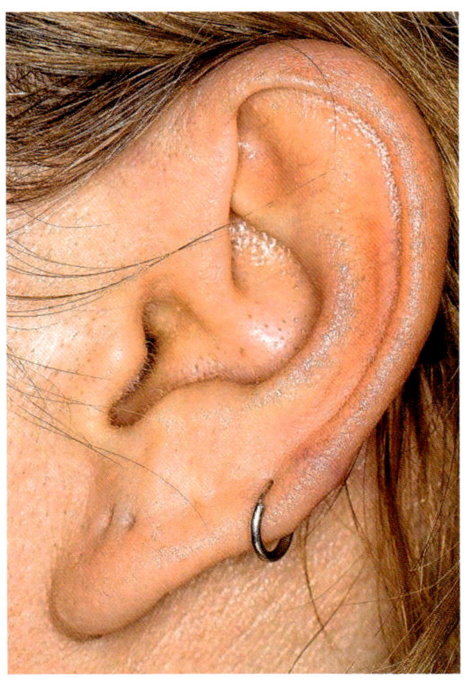

Abbildung 87: Eine enge untere Conchahälfte

Auch mental können, natürlich nur bei Belastungen, schnell Angstzustände entstehen.

In diesem Zusammenhang ist die Beachtung auch der Helix- und Anthelixkonfigurationen sowie Enge oder Weite der Scapha in diesem Bereich von besonderer Bedeutung. Zur Erinnerung: Es handelt sich dabei um die mittlere Ohrzone!

Bildet der aufsteigende Helixbogen hier ein schwungvolles Halbrund, steht das für Atemvolumen und Sprachkraft. Je abgeflachter dieser Bogen ist und je enger auch der betroffene Scaphabereich (Raum zwischen Helixkrempe und Anthelix), umso eingeschränkter ist das Atemvolumen, was zusätzlich auf Stressanfälligkeit und damit verbunden auf Atemstörungen oder auch Sprachhemmungen hindeuten kann.

Im Übrigen:

- Im Fall einer Organstörung breitet sich das Reflexfeld des gestörten Organs zuungunsten der anderen sich hier abbildenden Organe aus und man muss davon ausgehen, dass *bei Enge* die *Folgereaktionen gravierender sind* als bei einer weiten Struktur.
- Strukturbestandteile wie Knötchen, Anhebungen oder Absenkungen, wie im Übrigen auch die venösen Gefäße, sind zusätzliche Hinweise. Auch wenn sie eine ererbte Disposition beschreiben, können sie als Schwachpunkte im Organismus bereits akute Störungen repräsentieren.

Akutzeichen

Wir gehen davon aus, dass akute Zeichen, d. h. sich im Leben herausbildende und wieder verschwindende Zeichen, also die Variablen sind, die auf ein akutes Geschehen im Organismus hinweisen. Es handelt sich um Rötungen oder auffällig weiße Partien, sichtbare arterielle oder venöse Gefäße, Hautveränderungen (Ekzeme oder Pickel), Ödeme, kleine Ekzeme, auffällige Poren usw. Sie befinden sich im Erfolgsfall überall im Ohr und verhalten sich dort topostabil. Das bedeutet, sie bilden sich gemäß Ohrsomatotopie auf den Arealen von Magen, Lunge, Leber, Niere, aber auch Kopf, Hüfte usw. ab. Diese Zeichen lassen die Vermutung zu, dass eine akute Störung oder eine generelle Prädisposition (energetischer Überschuss oder Mangel) des Organs vorliegt, auf dessen Areal sie sich entsprechend der Ohrsomatotopie abbilden. Sie weisen auf eine Störung, aber nicht auf die konkrete Natur desselben. Sie sind ein Hinweis, der uns veranlassen muss, diese Situation anamnestisch zu überprüfen.

Wir schließen aus einer Rötung auf eine Entzündung oder auf einen energetischen Überschuss und bei weißen Stellen auf energetischen Mangel. Gefäße haben besonderen Aufmerksamkeitswert. Ein arterielles Gefäß deutet immer auf eine akute Störungssituation und ein venöses Gefäß eher auf eine Disposition. D. h. hier wird es sich um eine dispositiv angelegte Schwachstelle handeln, die aber nicht akut gestört sein muss. Was eine akute Situation allerdings auch nicht ausschließt.

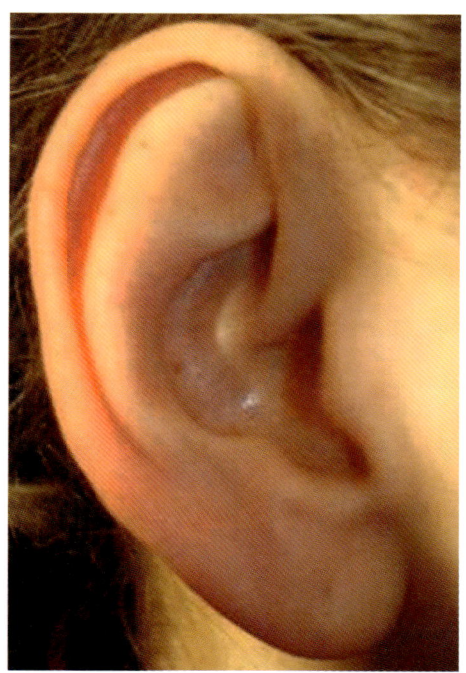

Abbildung 88:
Ein kräftiger, frei hängender Lobulus

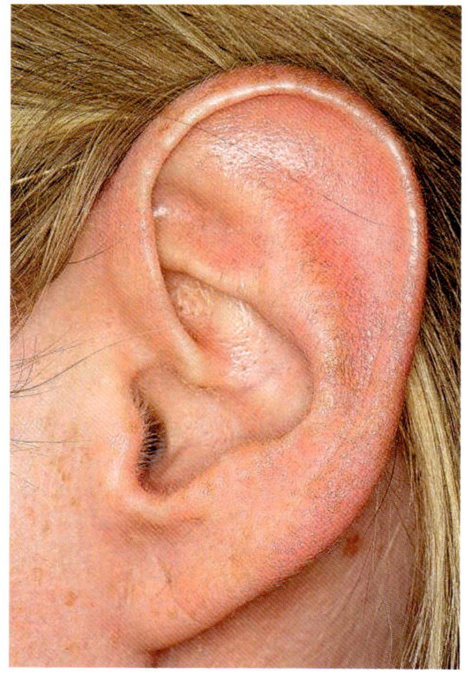

Abbildung 89: Angewachsener Lobulus

3.9.4 Der Lobulus

Die Gestalt des Lobulus (Ohrläppchens) ist Ausdruck der inneren Aufbaukraft und des Stoffwechsels. Er weist auf die emotionale, auf die vitale und die animalische Kraft, über die jemand verfügt. Es kann klein oder groß, angewachsen oder nicht angewachsen, dick oder dünn sein.

Ein großes Ohrläppchen gehört einer animalischen, durchsetzungsfähigen und mit beiden Beinen auf der Erde stehenden Persönlichkeit, deutet aber auch auf den Drang, sich herauszustellen vor anderen, auf Rücksichtslosigkeit und Selbstherrlichkeit. Das bedeutet, wenn der untere Teil, der Lobulus, besonders ausgeprägt (frei hängend) und groß ist, ist der Träger eher materiell geprägt. Solche Personen sind eher dem Genuss und materiellen Werten zugewandt. Ein Mensch mit einem breiten, dominierenden Ohrläppchen zeigt sich von Natur aus als willensstark, auch körperlich kräftig (gute Regeneration) und durchaus andere Personen beherrschend.

Kleine, kaum ausgeprägte Ohrläppchen, also nicht frei hängend und am Kopf angewachsen, lassen auf ein weniger extrovertiertes Wesen schließen. Ein solcher Mensch ist notgedrungen kompromissfähiger, denn er ist weniger kräftig und er streitet nicht gern. Das liegt sicher auch an einem (wenn vorhanden) verletzlichen Selbstbewusstsein, was die betroffene Person auf weniger direkte Strategien ausweichen lässt. Je kleiner das Ohrläppchen, umso zutreffender ist diese Aussage. Handelt es sich dann auch noch um kleine, dünne, blasse und weiche Ohrläppchen, kann man auf eine schwache Konstitution und wenig Energie schließen. Hier tritt dann zusätzlich eine Disposition zur inneren, seelischen Unruhe zutage.

Übrigens:

- Angewachsene Ohrläppchen deuten immer auf von Natur aus schwächere Menschen mit weniger Selbstgefühl und Sendungsbewusstsein. Das trifft weniger, aber auch auf die „großen" Lobuli zu. Vermutlich haben diese Artgenossen eine Vorstellung „von den Gefahren des Lebens" und sind daher ängstlicher und vorsichtiger.
- Ein kleines angewachsenes Ohrläppchen in Verbindung mit einer großen unteren Concha (Hinweis auf unkontrollierte Energieverwaltung) weist auf eine Persönlichkeit, die sich leicht seelisch und körperlich verausgabt.

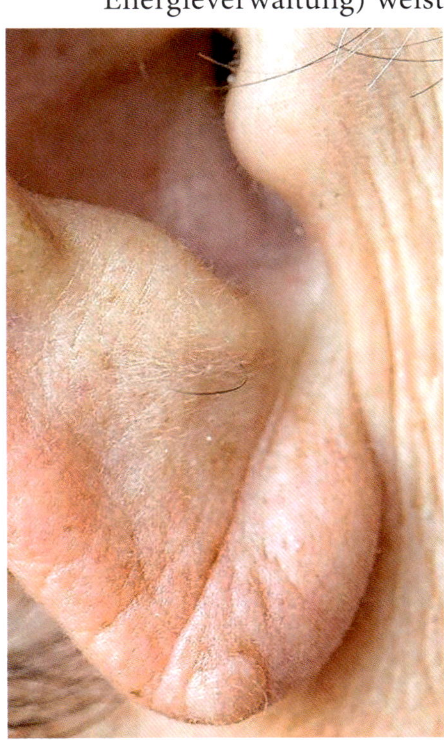
Abbildung 90: Stressfalte

Häufig finden wir auf dem Lobulus und auf der vor dem Ohr liegenden „Zone des psychosomatischen Ausgleichs" sogenannte Stressfalten. Ihr Vorhandensein weist auf eine psychisch weniger belastbare Person mit einem hohen Stressfaktor.

Wenn zusätzlich eine enge Incisura intertragica erkennbar ist, kann man auf ein hormonell bedingtes Stressgeschehen als Ursache für eine Überreaktion schließen. Man rechnet dann mit einer Neigung zu Spasmen, die sich auf den gesamten Organismus, besonders im Bereich der Atemwege und des Kreislaufs auswirken.

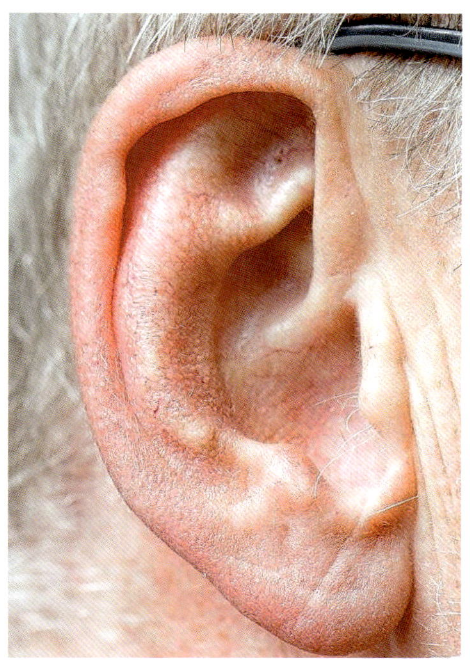

Abbildung 91: Eine weite Incisura intertragica

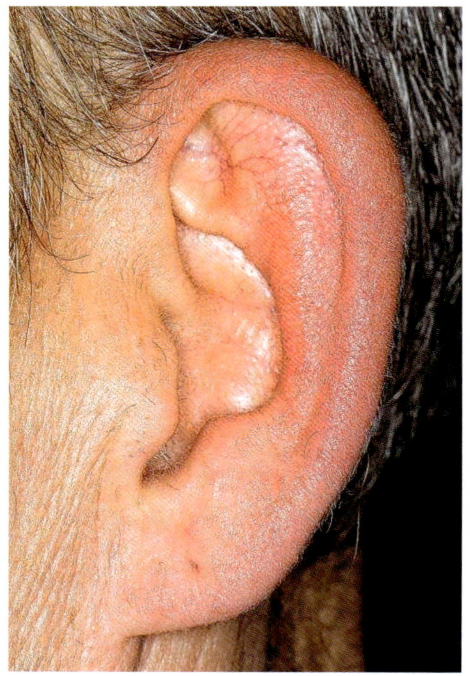

Abbildung 92: Eine enge Incisura intertragica

Findet sich zusätzlich eine stark in die Concha abfallende, kurze Helixwurzel, deutet das auf eine Prädisposition zum Herzinfarkt.

3.9.5 Die Incisura intertragica

Der Einschnitt zwischen Tragus und Antitragus wird Incisura intertragica genannt. Auf ihrem Rand und dem von diesem umschlossenen Raum am Boden der Concha bilden sich alle Störungen im Bereich endokriner Steuerungsaufgaben mit Bezug auf den Stoffwechsel und die Psyche ab. Eine weite Incisura deutet auf eine wenig kontrollierbare Stoffwechselsituation mit Tendenz zur Entgleisung und auf unkontrollierte, endokrin induzierte Reaktionen (übertriebener Stoffwechsel) mit der Folge, dass der Patient „eine Beute seiner Triebe ist, wie ein Schiff auf hoher See usw., usw." Er ist vielleicht auch verschwenderisch, hemmungslos und rücksichtslos bei der Verfolgung seiner Wünsche.

Die zu enge Incisura bedeutet Beschränkung, d. h., wenig Flexibilität der Reaktionen und verlangsamter Stoffwechsel. Das solche Menschen geizig sind, halte ich für ein Gerücht. Aber sicher ist die Lebensstrategie solcher Menschen durch dieses Reaktionsmuster des Organismus geprägt. Sie sind eigensinnig, sensibel und abwehrend.

3.10 Gefäße im Ohr, Bedeutung und Ursachen

Das Ohr wird kräftig durchblutet. Seine Versorgung erfolgt über Arterien und Arteriolen, die ihren Ursprung in der Arteria carotis externa nehmen, sowie über Venen und Venolen, mit denen das Blut wieder herausgeleitet wird. Normalerweise sind die Gefäße im Ohr nicht sichtbar. Wenn wir sie aber sehen, weist das immer auf eine besondere energetische Situation (zum Beispiel eine Stauungssituation) eines Organ- oder Funktionsbereichs hin. Wir unterscheiden venöse und arterielle Gefäßbildungen.

3.10.1 Venöse Gefäße

Venöse Gefäße sind bläulich, derb und erhaben. Sie sind voluminöser als arterielle Gefäße und sie bilden sich entsprechend ab. Sie werden häufig erst nach oder während der Akupunktur sichtbar und weisen dann immer zunächst auf ein dispositives oder chronische Geschehen. Das heißt, generell ist ein venöses Gefäß ein Hinweis auf eine Disposition, die sich (bereits) abbildet, ohne dass eine akute Störung vorliegt. Eine Prädisposition behandeln wir nicht.

Aber es kann natürlich sein, dass eine solche Disposition längst auch eine akut vorhandene Störung erzeugt. Wenn ein solcher Zusammenhang, also Prädisposition und akutes Symptom, erkennbar sind, werden venöse Gefäße natürlich in die Behandlung einbezogen.

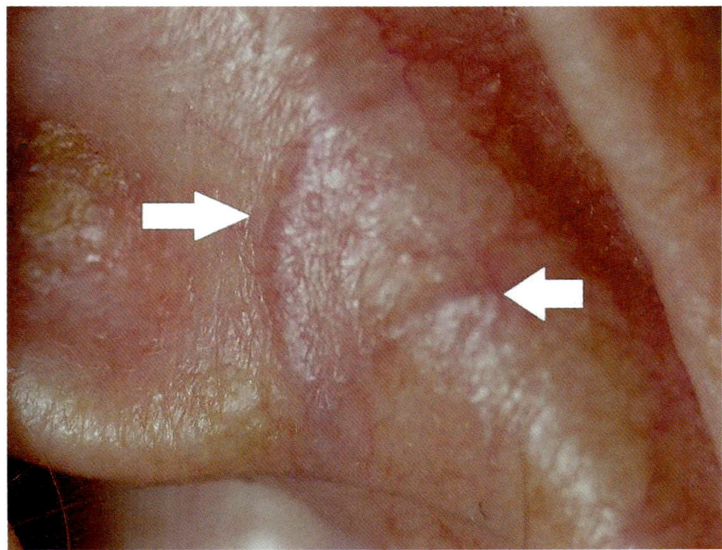

Abbildung 93: Venöse Gefäße

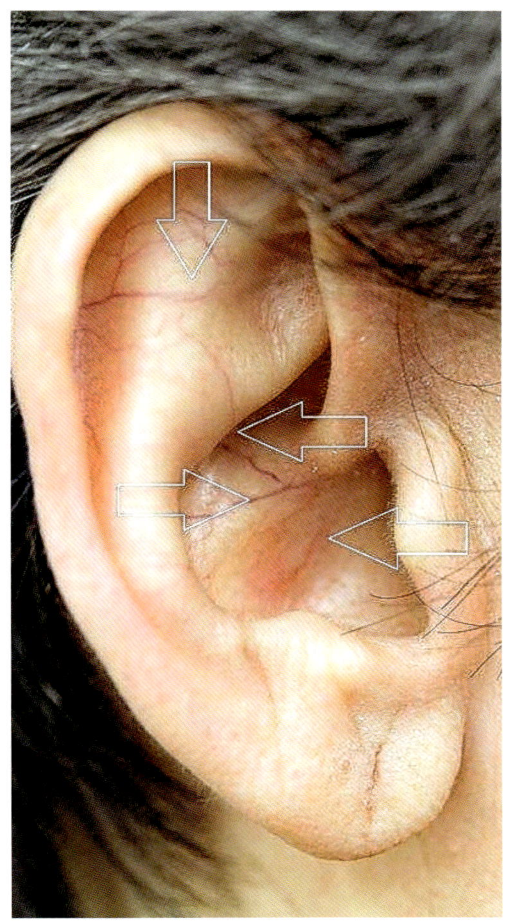

Abbildung 94: Arterielle Gefäße (Magen, Hüfte und Handgelenk)

3.10.2 Arterielle Gefäße

Arterielle Gefäße sind Zeichen akuter Veränderungen und sichtbar, wenn eine Störung im Organismus vorliegt. Sie sind feiner, nicht oder kaum erhaben und haben in der Regel eine dunkelrote Färbung. Sie sind topostabil, das heißt, sie haben immer einen direkten Bezug zu den sich an der Stelle des jeweiligen Zeichens abbildenden Funktionszusammenhängen bzw. zu dem an dieser Stelle liegenden Organ oder Organsystem.

Wenn ein arterielles Gefäß auf eine akute Schmerzsituation oder Kreislaufprobleme hinweist, d. h., wenn es über die Stelle oder auf die Stelle hinzu läuft, an der sich das betroffene Organ abbildet, kann man in Form eines Mini-Aderlasses auf eine solche Situation direkt regulierend einwirken. Man verwendet dazu eine Blutlanzette.

Normalerweise sind die Anlässe für ein arterielles Gefäß jedoch weniger dramatisch und man nadelt sie dort, wo sie von Energielinien gekreuzt werden, zum Beispiel im Schnittpunkt der Linie mit dem jeweiligen Gefäß.

Die Nadelung oder Punktur erfolgt immer in einen auf diesem Gefäß befindlichen druckdolenten Punkt. Der therapeutische Effekt einer Behandlung (Akupunktur oder Punktur mit einer Blutlanzette) ist meist erstaunlich, da die Manipulation von Gefäßen auf funktionelle, durchaus aber auch auf größere Zusammenhänge zurückzuführende Störungen komplexe Wirkung zeitigt.

3.10.4 Gefäßverläufe und ihre Bedeutung

Für die Bewertung einer Situation sind *Gefäßverläufe* immer besonders interessant. Da gibt es Gefäße, die parallel zu Abbildungen von Körperteilen wie Arme, Beine oder der Wirbelsäule verlaufen, Gefäße mit Verläufen, die auf ein Organ hin oder quer über ein Organareal verlaufen, wie z. B. über das Knie, über den Ellenbogen, über das Schultergelenk oder über einen Wirbel bzw. eine Bandscheibe der Wirbelsäule. Wenn wir sie sehen, behandeln wir sie als Anregung im Sinne von: „Hier könnte ein Geschehen vorliegen."

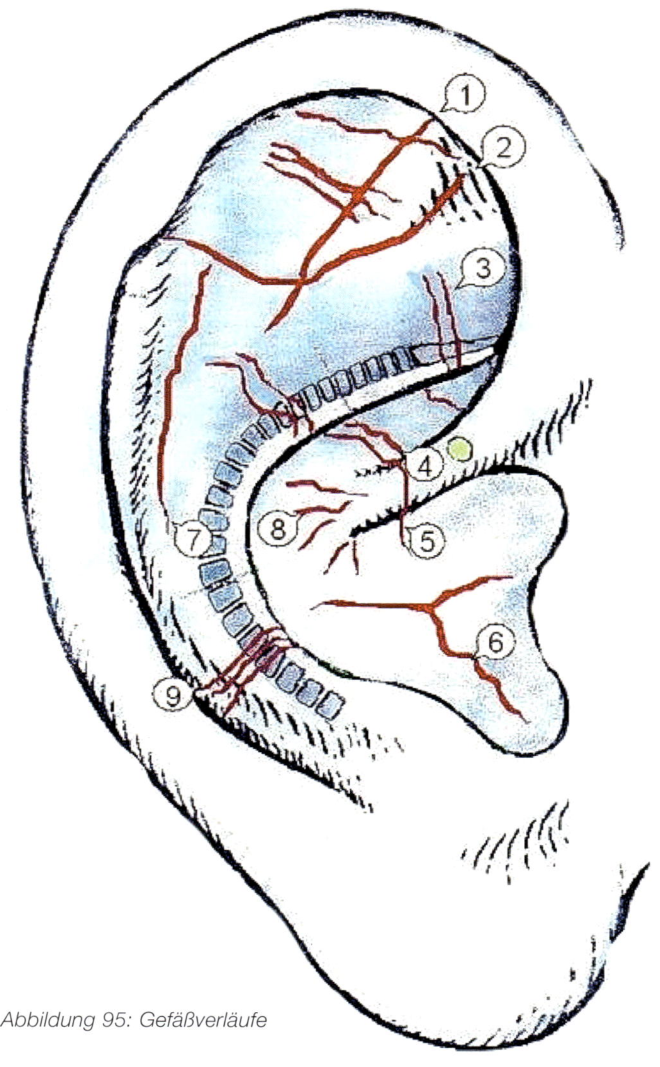

Abbildung 95: Gefäßverläufe

Das Verlaufsgefäß

Gefäßverläufe (1) findet man im Ohr in Arealen, in denen sich Organsysteme wie Arme, Beine, Brustkorb, Darm usw. abbilden. Handelt sich um ein Verlaufsgefäß in der Scapha, wird es den Arm betreffen (Oberarm/Ellenbogen/Unterarm) und wir gehen von Stauungen im gesamten Bereich aus, verbunden mit allen erdenklichen Folgen einer Mangelversorgung.

Wie bereits ausgeführt, wäre ein *venöses Gefäß* zunächst kein Indiz für eine akute Störung, eher eine Prädisposition, die generell eine Schwachstelle darstellt. Aber es schließt eine akute Störung natürlich auch nicht aus.

Bei einem *arteriellen Gefäß* wird man akute Störungen wie eine Muskelatrophie, Krampfgeschehen, Taubheit, Schmerz usw. im betroffenen Organ feststellen oder hinterfragen müssen.

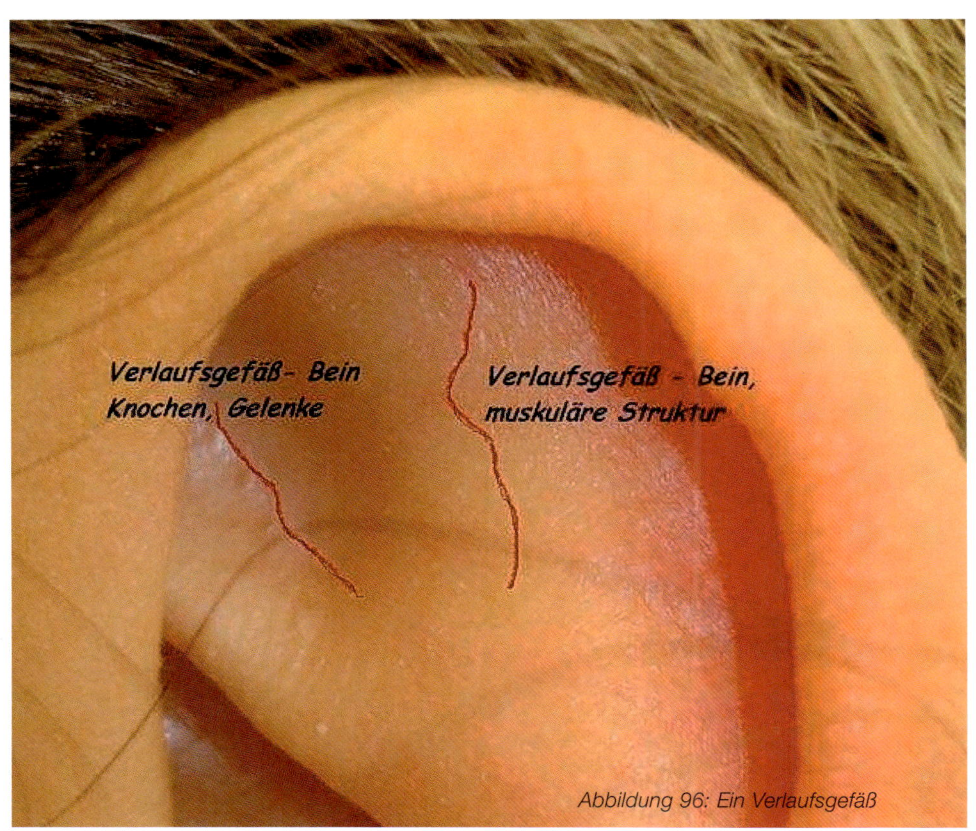

Abbildung 96: Ein Verlaufsgefäß

Beim obigen Bild verläuft das Gefäß parallel zu einem Körperteil, dem Bein. Es zeigt den Verlauf zum „muskulären Bein" auf der oberen Anthelixwurzel. Sofern es sich um ein *venöses Gefäß* handelt, kann auf eine Disposition zu venösen Durchblutungsstörungen bei Erwachsenen und bei Kindern zu kindlichen Wachstumsbeschwerden oder gar Minderwuchs geschlossen werden.

Eine *arterielle Gefäßbildung* würde auf jeden Fall auf ein gegenwärtiges, akutes Geschehen weisen und es gibt dem Behandler so Gelegenheit, eine solche Symptomatik, soweit sie nicht ohnehin sichtbar ist, zu hinterfragen.

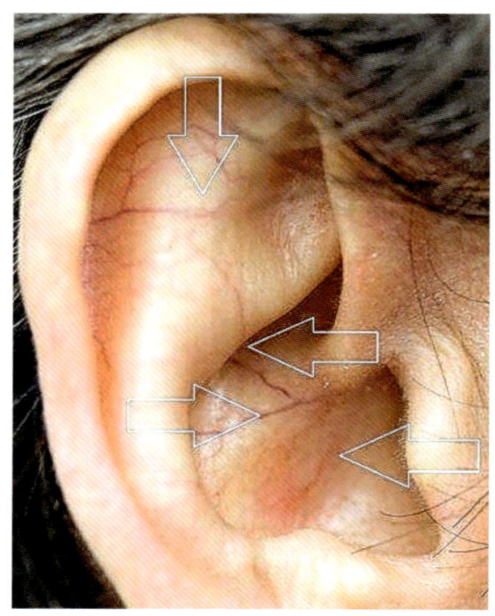

Abbildung 97: Ein Allergiegefäß

Das Allergiegefäß

Dieses Gefäß verläuft vertikal, d. h., von oben nach unten, durch die Fossa triangularis, nimmt seinen Lauf über das Areal Hüfte, um dann horizontal zur Helix zu verlaufen und in Höhe des Tuberculum Darwini in der Scapha zu enden. Dieser Gefäßverlauf deutet auf eine mögliche allergische Disposition hin. Bei einem solchen Verlauf ist die Frage nach einer allergischen Disposition zu stellen. Manche Patienten leiden unter Laktoseintoleranz, ohne es zu wissen.

Das Stauungsgefäß

Auf die Wirbelsäule zulaufende und hier endende arterielle Gefäße deuten auf akute Blockaden und damit häufig verbunden auf ein Schmerzgeschehen. Wenn die Gefäße venösen Ursprungs sind, also prominent ausgebildet und eher dunkelblau, weist das zunächst auf eine grundsätzliche Problematik (Schwäche?). In der Regel noch nicht manifest, kann das kurz- oder langfristig zumindest ursächlich für eine Störung sein.

Endet der Verlauf von arteriellen Gefäßen auf Organbereichen von Wirbelsäule oder Extremitäten, weist das auf akute Probleme. Die Gefäße stehen quasi auf dem Symptom und markieren so Blockaden, Schmerzen oder Bewegungseinschränkungen.

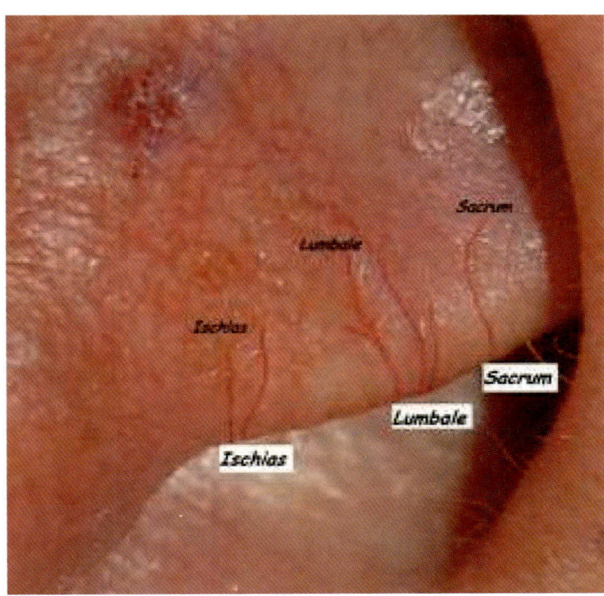

Abbildung 98: Stauungsgefäße im lumbalen Bereich

Bei akuten Schmerzen kann es von Vorteil sein, vor einer komplexen Behandlung dieses Zustandes das betreffende Gefäß zunächst mit einer Blutlanzette zu punktieren und es bluten zu lassen. In der Regel tritt eine sofortige Erleichterung ein. Grundsätzlich sollte aber bei der folgenden Behandlung auf eine Therapie des Krankheitszusammenhanges nicht verzichtet werden.

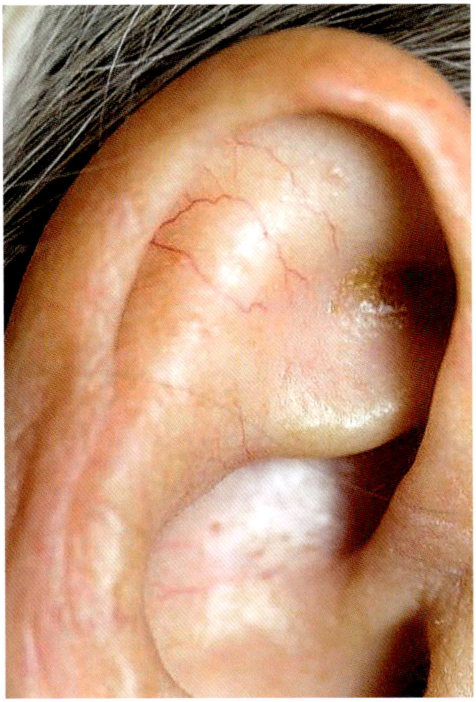

Hinweis:

Für die erfolgreiche Punktion eines Gefäßes im Ohr benötigen wir eine Blutlanzette. Mit der Nadel gelingt ein solcher Eingriff in der Regel nicht oder es blutet eher nur zufällig, wenn die Nadel entfernt wird.

Abbildung 99: Stauungsgefäße in den Bereichen Hand, muskuläres Bein und Knie (+ Ekzem auf dem Uterusareal)

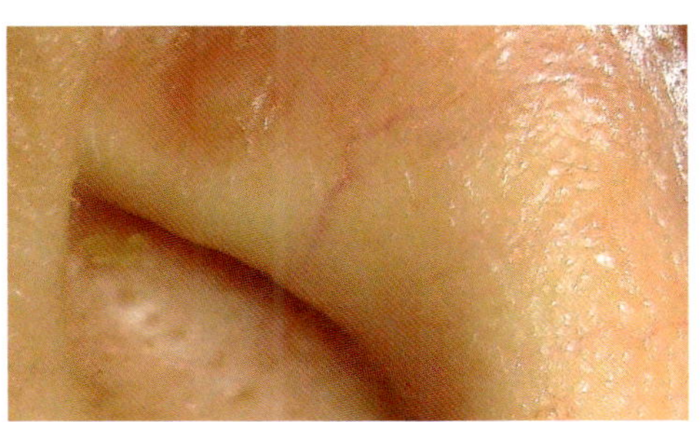

Abbildung 100: Stauungsgefäße auf dem Ischias-Sektor der WS

Gefäße in der Concha

Hinweis auf Pfortaderstau und mehr

Wir sehen ein Gefäß, das im Bereich des Zwerchfells über die Helixwurzel verläuft und eine Verbindung vom Ösophagus über den Dünndarm zur Leber anzeigt. D. h. ein Arm verläuft in diesem Fall vom Ösophagus über Zwerchfell bis zur Leber. Es handelt sich offenbar um einen Pfortaderstau. Die Folgen können im Ösophagus, im Darmbereich und in der Leber manifest werden und es ist nicht auszuschließen, dass hier eine generelle Tendenz zur Herausbildung von Varizen oder Hämorrhoiden besteht. Ein weiterer Arm dieser Gefäßgabel führt zur Schilddrüse. Diese Gefäßstruktur deutet auf eine ernsthafte Störung in einem komplexen Zusammenhang.

Gefäße mit einem oder mehreren Ausläufern kennen wir auch aus der Irisdiagnose. Sie bilden einen Prozess ab, an dem mehrere Organsysteme - die Verläufe solcher Gefäße versinnbildlichen diesen Umstand - beteiligt sind.

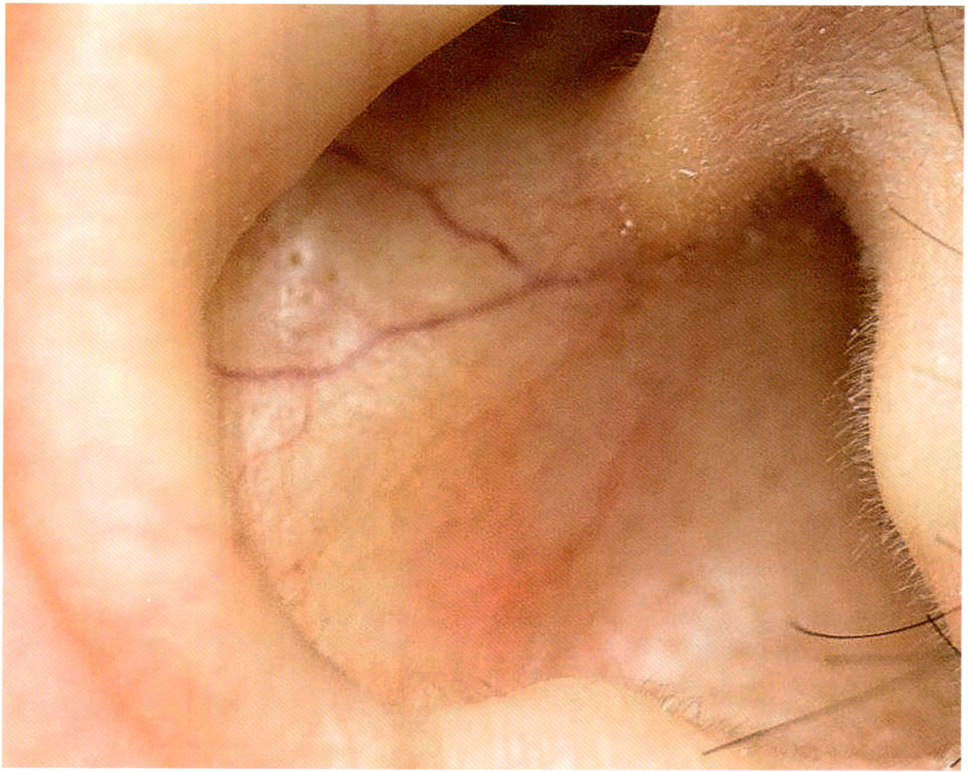

Abbildung 101: Gefäßgabel

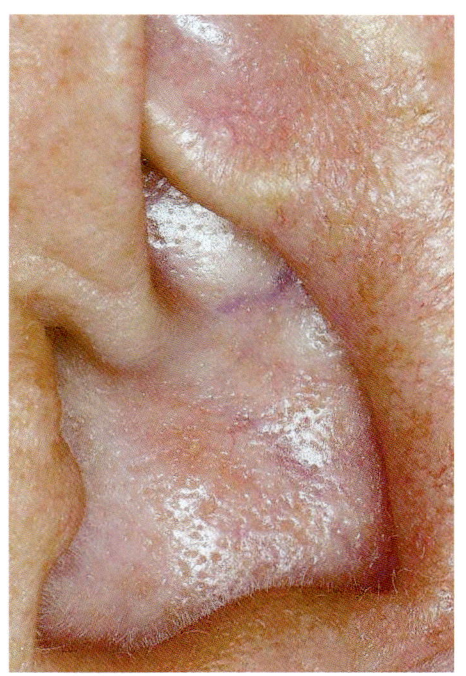

Abbildung 102: Herdgeschehen

Hinweis auf Herdgeschehen

Ein arterielles Gefäß mit einem Verlauf zwischen Leber und Dünndarm (im rechten Ohr!) bzw. zwischen Pankreas und Dünndarm (im linken Ohr!) in der oberen Conchahälfte auf dem Conchaboden deutet häufig auf ein Herdgeschehen hin.

Dabei handelt es sich meist um eine chronische, verdeckt verlaufende Störung, deren Ursache u. a. „Schutzimpfungen" oder anders zu erklärende Herdgeschehen (Zahnherde, Autoimmunkrankheiten) sein können. Auf jeden Fall sind es Zeichen, die sich auf Leber oder Pankreas beziehen und in diesem Zusammenhang auf Stoffwechselprobleme dortselbst weisen.

Stauungsgefäße im Magenfeld

Gefäße im Magenfeld treten entsprechend der Schwere der Störung einzeln oder mehrfach auf. Gegenüber dem Magenareal liegen Areale der Schilddrüse (am Rand der Concha etwa zwischen C4 und C7) und der Punkt Thymusdrüse (am Conchaboden in Höhe Th. 1). Von beiden ausgehend und in das Magenareal fließend finden wir venöse Gefäße, die auf eine dispositive Stauungssituation weisen. Wenn Gefäße sowohl Magen als auch Schilddrüse oder Magen und Thymus berühren, muss abgeklärt werden, auf welches der Areale sich die durch die Gefäße aufgezeigte Stauungssituation bezieht oder ob sich gar ein kausales Zusammenhangsgeschehen zwischen den Organen, die vom Gefäß berührt werden (Entzündungsneigung oder endokrine Entgleisung, z. B. Stress mit Auswirkungen auf die Verdauung bzw. auf den Magen) daraus ableiten lässt.

Das Bild zeigt eine besondere Belastung des Magenfeldes und weist sich durch einen prädispositiven Anteil sowie eine akute (Leberstoffwechsel?) Situation aus. Der prädispositive Anteil sind die venösen Strukturen und

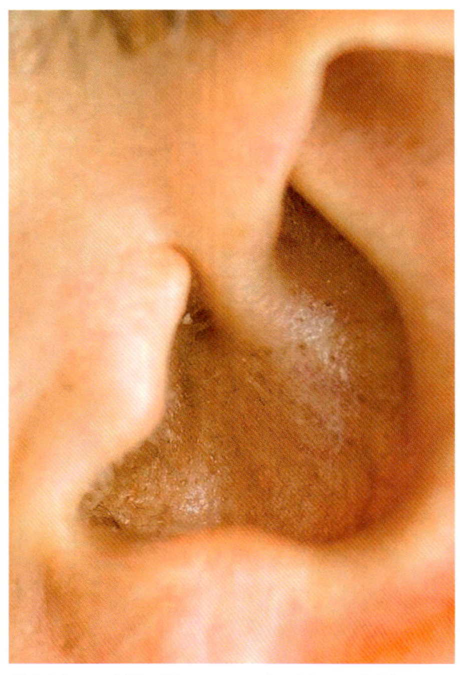
Abbildung 103: Stauungen im Magenfeld

eine Anhebung im Magenfeld, die sich allerdings auch auf einen Teil des Lungenareals und die endokrine Steuerungszone im Bereich der Incisura intertragica ausdehnt. Ist die Anhebung eher ödematös und schwammig, wiese das auf ein akutes Beschwerdebild, was im Zusammenhang mit der auffällig unsauberen Haut des ganzen Bereichs generell auf eine prädispositive Schwäche deutet.

So zeigt sich eine manifeste Belastung des Magens und nicht nur das. Auch auf ein Zusammenhangsgeschehen mit der Lunge und der endokrinen Steuerung kann geschlossen werden.

3.10.4 Gefäße der Ohrrückseite

Die sich auf der Ohrrückseite abbildenden Gefäße beziehen sich zunächst grundsätzlich auf Organmanifestationen *des Lobulus, der Scapha, der Fossa triangularis und letztlich auch des Rückenmarks*, das sich im Wall zwischen C3 und Sacrum auf der Ohrvorderseite darstellt und auf der Rückseite des Ohrs auf einem Streifen an dessen Kopfansatz erreicht werden kann. Ein gutes Beispiel ist der auf der Ohrrückseite gelegene Bereich, der sich gegenüber dem auf der Vorderseite des Ohrs auf der oberen Anthelixwurzel gelegenen blutdrucksenkenden Punkt befindet. Hier bildet sich bei Bluthochdruck häufig ein Gefäß ab. Das Punktieren dieses Gefäßes mit einer Blutlanzette ist von außerordentlich blutdrucksenkender Wirkung.

Die Organe der Concha erreichen wir auf der Rückseite des Ohres nicht. Aber da wir hinter dem Ohr die Rückseite des Walls erreichen, der ja als Abbildung des Rückenmarks der nervalen und endokrinen Steuerungen direkte Auswirkungen auf die Organe der Concha hat, sind wir zumindest indirekt in der Lage, auch hinter dem Ohr auf diesen Bereich einzuwirken. Zumindest können wir aus der Lage von Gefäßen, in der Regel Stauungsgefäße, auf die Situation von Organen in der Concha schließen.

Wenn wir also Gefäße wahrnehmen, die zum Kopfansatz des Ohres verlaufen und dort enden, weisen diese auf ein Stauungsgeschehen, auf Energieblockaden und dadurch ausgelöste Funktionsschwächen der Organe hin, deren Steuerungen sich auf der Vorderseite des Walls abbilden.

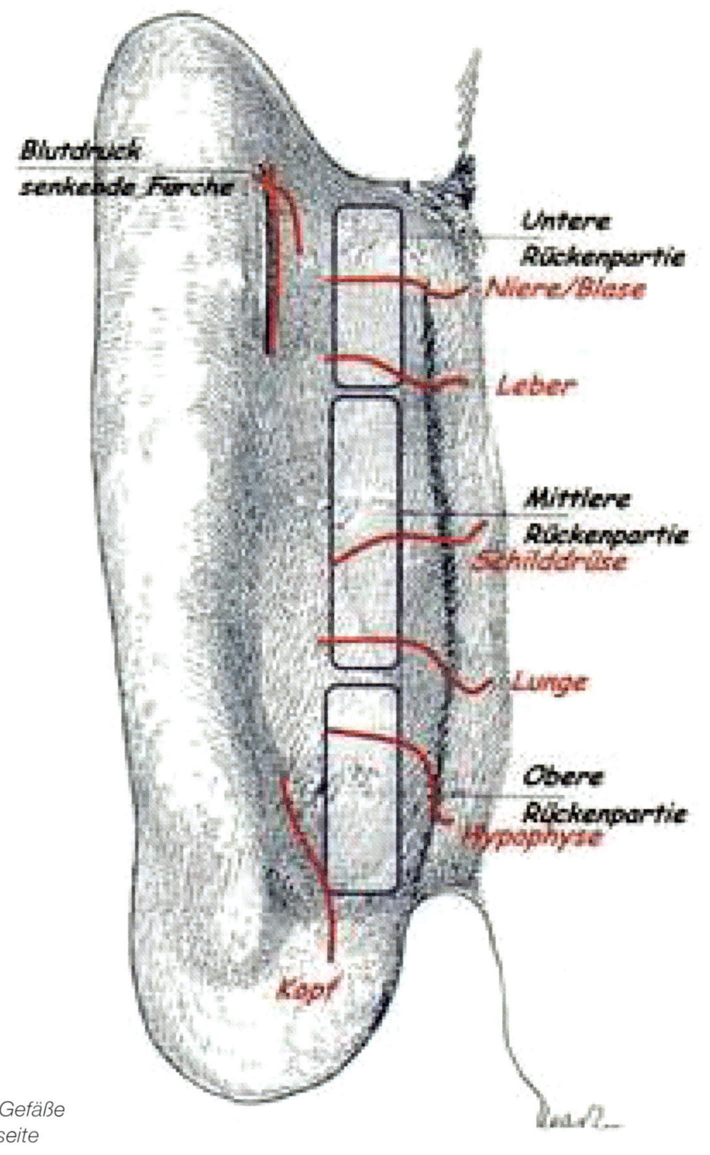

Abbildung 104: Gefäße auf der Ohrrückseite

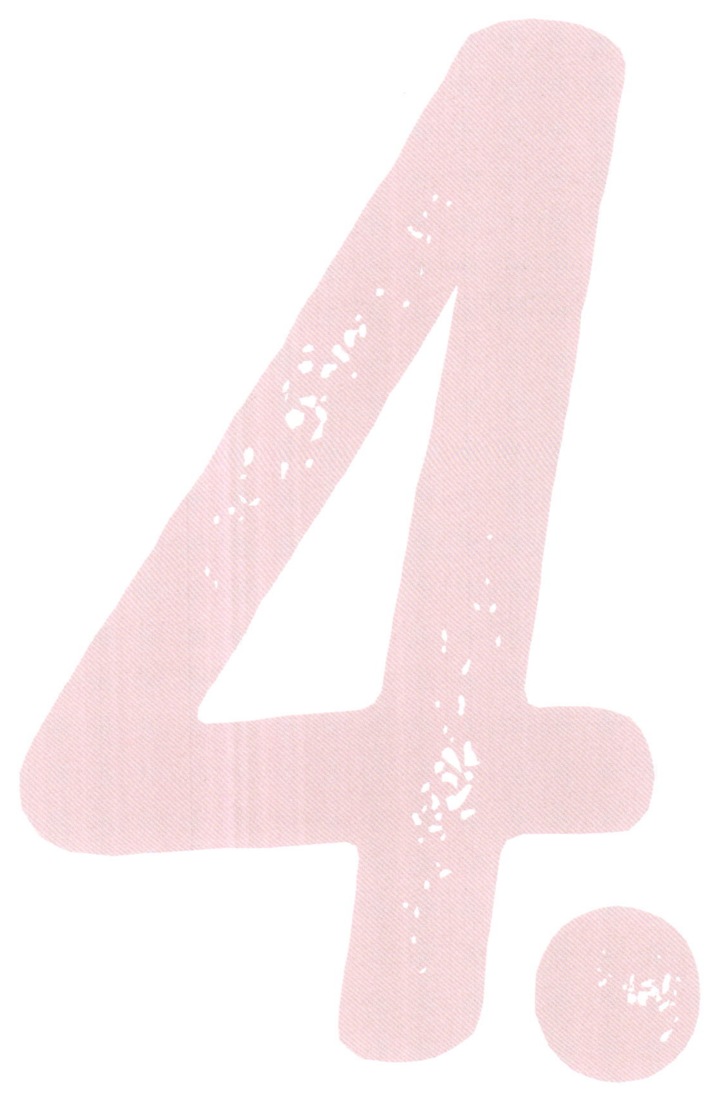

Die visuell-diagnostische Praxis

Krankheit ist kein unbeeinflussbares Schicksal und sie kommt nicht von ungefähr. Wir werden krank, weil wir in unserem Leben etwas falsch machen. Und, um nicht falsch verstanden zu werden, möchte ich hinzufügen, dass hat gar keine moralische Dimension und ist keineswegs eine Frage persönlicher Schuld. Widrige Lebensumstände, Konflikte usw., auf die wir keinen Einfluss haben oder aus denen wir keinen Ausweg wissen, oder schlimmer noch, die wir als Belastung oder Konflikt gar nicht erkennen, zwingen den Organismus zu Reaktionen, die, wenn sie wie schon die auslösenden Faktoren nicht reguliert werden können, sich als chronische Störung manifestieren.

Die visuelle Diagnostik kann ein wenig zur Klärung der objektiven Ursachen und Zusammenhänge beitragen und helfen, sie zu erkennen. Denn die klare Sicht auf das, was uns krank macht, und auf die Krankheit selbst ist der erste und notwendigste Schritt, um damit fertigzuwerden. Der Berliner sagt: „Wenn Du einer Litfaßsäule begegnest und sie nicht siehst, rennst du rann. *Wenn du sie aber bemerkst, gehst du einfach an ihr vorbei*!“

Die nachfolgenden Bildbesprechungen sollen ein wenig beim Erkennen des Sichtbaren, des sich als Zusammenhang im Ohr Abbildenden, helfen.

4.1 Der programmierte Konflikt

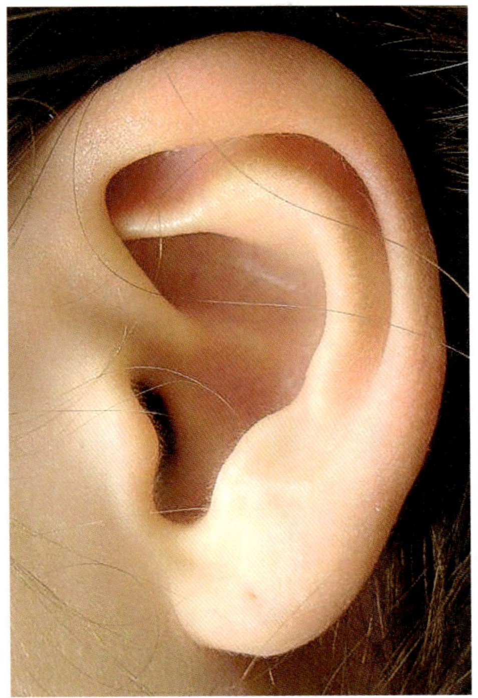

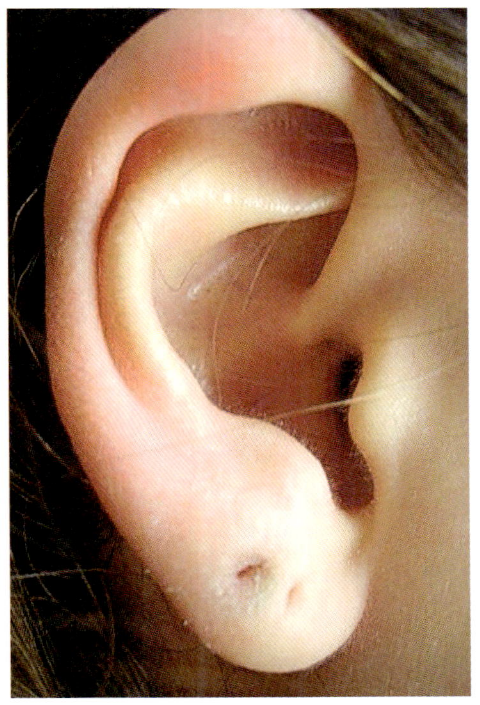

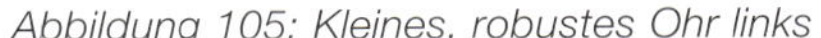

Abbildung 105: Kleines, robustes Ohr links

Abbildung 106: Kleines, robustes Ohr rechts

4.1.1 Der Gesamteindruck

Das Ohr ist relativ klein und wir erinnern uns, bei kleinen Ohren darf man davon ausgehen, dass generell weniger Kraft zur Verfügung steht. Tatsächlich behauptet die chinesische Medizin, dass Depression und Trauer Ausdruck schwacher Nieren sind. Kleine Ohren signalisierten also Energiemangel und das hätte Folgen wie *Verzagtheit, Ängstlichkeit, Entschlusslosigkeit* usw. Hinzu kommt, dass der Stoffwechsel nicht sehr effektiv ist, was den Mangel noch verstärkt und mentale Komponenten wie Ungeduld und Ärgerbereitschaft verstärkt.

Dagegen steht, dass das gesamte Ohr, insbesondere Lobulus und Helix, von robuster Gestaltung ist. *Hier zeigen sich Lust auf Leben und Genussfreude.*

Ein Widerspruch an sich. Wie zeigt sich das im Einzelnen?

4.1.2 Helix

Die Helix ist sehr robust gestaltet und prominent ausgebildet. Das sind Zeichen allgemeiner Genussfreudigkeit, aber auch Hinweise auf Launenhaftigkeit. Denn was innere Konflikte betrifft, ist ein Mensch mit einer dicken Ohrkrempe nicht ohne Weiteres in der Lage, diese nach außen zu tragen und sich zu erklären. Sie können sich nicht einfach entlasten, indem sie sich anderen öffnen. Es handelt sich dann wohl um Personen, die ihre Probleme mit sich selbst ausmachen.

Der *obere Helixbogen* ist deutlich abgeknickt und verdickt. Er senkt sich wie ein Vordach nach vorn über das restliche Ohr. Aus diesem Bild deuteten wir depressive Anlagen und gebremste Denkabläufe. Es ist in solchen Fällen eine gewisse Langsamkeit des Denkens zu vermuten. Solche Menschen darf man nicht zu sehr bedrängen. Sie benötigen Zeit für ihre Entscheidung und sie geraten in Bedrängnis, wenn man ihnen diese nicht zugesteht. Zusätzlich weist diese Abflachung der Ohrkuppe auf eine Neigung zu permanenten Stimmungsschwankungen („Himmelhoch jauchzend, zu Tode betrübt"). Je stärker der obere Bogen herabgedrückt oder verdickt ist, umso eher trifft das zu. Was im Übrigen nichts mit der Intelligenz der betroffenen Personen zu tun hat, sondern mit ihrer Reaktionsfähigkeit. Ich vermute, dass sie u. a. Konflikte mit der Umwelt haben, weil sie langsamer zu einem Denkergebnis kommen. Ist es ein Patient mit einem hohen IQ, ist diesem natürlich klar, dass die anderen sein gelegentliches Zögern missverstehen. Ein zusätzliches Konfliktfeld!

4.1.3 Anthelix

Die *obere Anthelixwurzel* ist verdeckt und wenig ausgeprägt. Da auf der oberen Anthelixwurzel das muskuläre Bein abgebildet wird, muss man sich fragen, ob es hier Probleme der Muskulatur, der Durchblutung oder gar Ödeme gibt. Zumindest ist das ein dispositives Zeichen und regt an, an diesem Bereich zu insistieren.

4.1.4 Concha

Besonders auffällig ist, dass die *obere Conchahälfte* in beiden Ohren sehr weit ist. Hier bilden sich ein Teil des Magen-Darm-Traktes, nämlich der vom Magen bis zum Anus sowie die Areale der Leber (rechtes Ohr) oder Pankreas (linkes Ohr) und in beiden Ohren Niere, Blase, ausleitende Harnwege ab. Allein aufgrund der auffälligen Größe dieses Bereichs müssen wir davon ausgehen, dass es insbesondere bei Belastungen in diesem Aufgabenfeld des Organismus Entgleisungen geben wird. Betroffen sind die Funktionen Verdauung, Stoffwechsel und energetische Versorgung. Der Behandler darf bei einem solchen Bild von einer vegetativen Reaktionsbereitschaft ausgehen. Die Versorgung des Organismus ist generell mangelhaft, weil die Verwertung der Nahrung nicht optimal ist. Folgen sind u. a. ein ständiges Hungergefühl und eine latente Tagesmüdigkeit.

4.1.5 Zeichen

Im linken Ohr sehen wir, nicht sehr auffällig, venöse Gefäße zwischen Pankreas und Darm sowie zwischen Niere und Darm. Hier könnte ein Herdgeschehen vorliegen. Zumindest sollte man die Schwerpunkte Dickdarm (Abwehr), Pankreas (Disposition zur Diabetes?) und Niere hinterfragen. Die Annahme einer dispositiven Schwäche für diese Funktionsbereiche liegt nahe.

4.1.6 Der Wall

Der Umstand ist, dass die Struktur des Walls in beiden Ohren Auflösungstendenzen im Sektor Th. 6 bis Th. 12 aufweist. D. h. hier drängt der Wall deutlich in die sich am Conchaboden abbildenden Pankreas- bzw. Leberareale hinein. Das deutet auf eine Disposition zu Problemen mit Pankreas und Leber, unter Umständen auf eine tendenzielle Schwäche des Stoffwechselbereichs, an dem beide Organe beteiligt sind.

Wir finden hier eine komplizierte Gemengelage zwischen Lebenslust, Gestaltungswillen und dem Problem einer ständigen Überforderung des gesamten Systems vor. Tatsächlich handelt es sich bei der Patientin um eine Jugendliche, die unter Bulimie leidet, und wir konstatieren ihr eine Disposition, die insbesondere in der Phase des Erwachsenwerdens problematisch ist.

4.2 Die Welt ist so, wie ich sie begreife / Leistungsschwäche

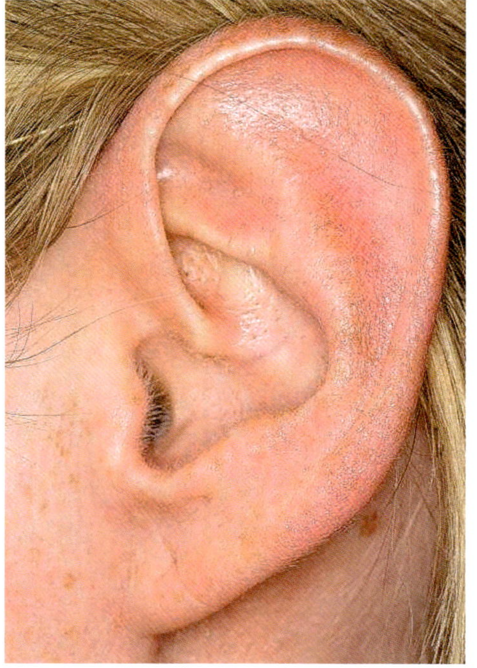

Abbildung 107: Rechthaber

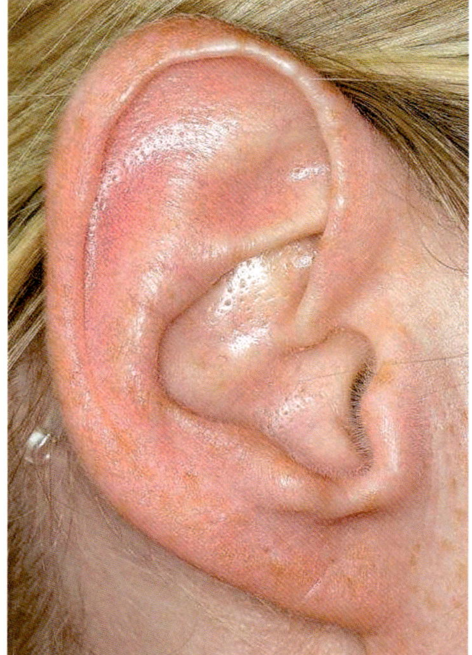

Abbildung 108: Rechthaber

4.2.1 Der Gesamteindruck

Das ausgeprägte Oberohr und der vergleichsweise kleine Lobulus weisen auf die kopflastige Tendenz des Patienten, das Bestreben, sich die Welt mehr über den Kopf als über den Bauch zu erklären, und anzunehmen, die Welt sei so, wie man sie begreift. Der kleine, angewachsene Lobulus dürfte auf eine Tendenz, Problemen auszuweichen und im Zweifel besser Kompromisse eingehen zu wollen, hindeuten. Eine sinnvolle Strategie, denn die Tendenz zur Unterversorgung, zur Übersäuerung, zu endokrinen Problemen und die vegetative Reaktionslage signalisieren Mangel, mit dem man umgehen muss.

4.2.2 Die Concha

Die Concha ist groß und flach, das signalisiert eine Disposition zur Bindegewebsschwäche, zu viel Schleim in Bronchien und Lunge und auf seelischer Ebene eine Tendenz zum Grübeln und sich Sorgen machen.

Der obere Bereich ist sehr weit und man kann davon ausgehen, dass es insbesondere bei Belastungen in diesem Aufgabenfeld des Organismus Entgleisungen geben wird. Betroffen sind die Funktionen Verdauung, Stoffwechsel und energetische Versorgung. Nicht nur bei älteren Patienten deutet das auch auf eine Tendenz zur Diabetes. Auf eine akute Situation weisen die Rötungen im Bereich des Dickdarms (beide Ohren!) und die weißen Stellen im Nierenareal zwischen Th. 10 und L. 2 hin.

Das große Magenfeld signalisiert eine vegetative Reaktionslage und Nervosität. Die Stressfalten auf dem Lobulus sind zwar nicht sonderlich auffällig, in diesem Zusammenhang aber auch nicht zu vernachlässigen.

4.2.3 Die Helix

Die Helixkrempe ist insgesamt und besonders im mittleren Ohrbereich dünn. Zusammen mit dem offen sichtbaren Gehörgang ist das ein Hinweis auf eine Offenheit des Systems, das Schutzlosigkeit signalisiert. Solche Menschen sind im Sinne des Wortes dünnhäutig. Sie können nur wenig zulassen und geraten schnell in Stress. Kein Wunder, da sie so viel von außen aufnehmen und verkraften müssen. Sie erstarren bei Belastungen, sind in diesem Sinne unflexibel und beharren auf einmal gefassten Entschlüssen. Sie erstarren übrigens nicht nur mental, sondern auch körperlich, und so muss man als Reaktion auf Belastungen durchaus auch mit Schmerzen der Gelenke, Muskeln usw. rechnen. Wenn sich, wie hier zu sehen, kleine Knötchen auf dem oberen ziemlich scharfkantigen Helixrand befinden, deutet das auf eine Disposition zu Gicht oder Rheuma und im weitesten Sinne auf eine Disposition zur harnsauren Diathese.

4.2.4 Die Incisura intertragica

Wir sehen eine weite Incisura in beiden Ohren. Eine solche Struktur deutet auf eine wenig kontrollierbare Stoffwechselsituation mit Tendenz zur Entgleisung und auf unkontrollierte, endokrin induzierte Reaktionen (übertriebener Stoffwechsel). Angesichts der Annahme allgemeinen energetischen Mangels gibt es hier sicher einen Konflikt zwischen Wünschen („eine Beute seiner Triebe, wie ein Schiff auf hoher See usw., usw.") und der Verwirklichung derselben.

4.2.5 Zeichen

Im linken Ohr ist ein Stauungsgefäß auf dem Magenfeld sichtbar. Es ist nicht klar, ob es eine akute Situation widerspiegelt, das muss hinterfragt werden. Im rechten Ohr sehen wir Stauungsgefäße in der Scapha, die auf die Brustwirbelsäule hinlaufen. Es ist zu klären, ob sie auf Probleme des Brustkorbes im Bereich Th. 4 bis Th. 10, auf Wirbelsäulenaffektionen ebenda oder gar auf das Lebersegment in der Concha hinweisen.

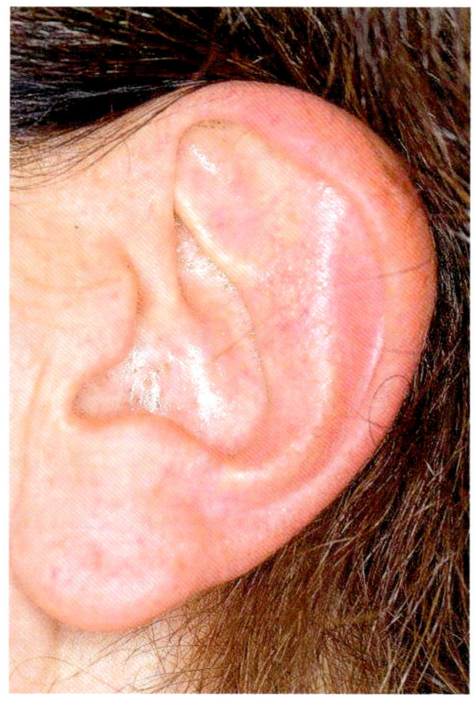

Abbildung 109: Berührungsängste, links

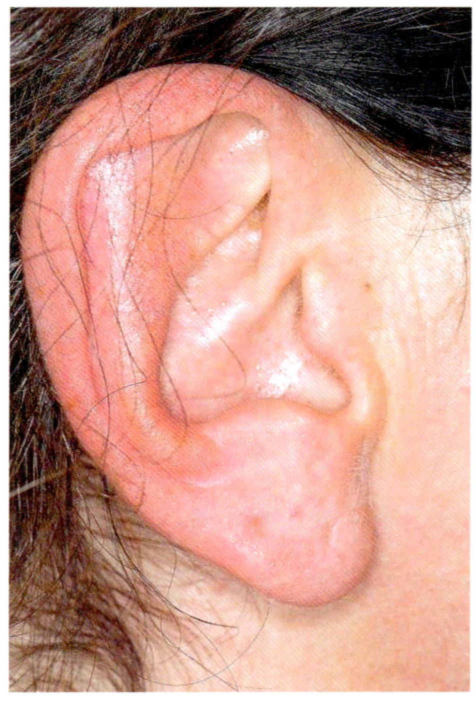

Abbildung 110: Berührungsängste, rechts

4.3 Mangelnde Flexibilität führt zu Konflikten und sexuellen Problemen

4.3.1 Der Gesamteindruck

Die Gestalt dieser Ohren lässt vermuten, dass es sich hier um einen selbstbewussten, emotionalen und durchaus kreativen Menschen handelt, der allerdings gleichzeitig eine nervöse, vegetativ reagierende Seite hat. Er ist sehr sensibel und muss sich gegen dominierende Einflüssen schützen, da er mit zu großen Belastungen nicht umgehen kann. Bei Druck von außen entzieht er sich gern, und wenn das nicht gelingt, neigt er zu Überreaktionen oder er erstarrt.

4.3.2 Die Concha

Der mittlere Conchabereich ist sehr ausgeprägt. Die Anthelix wird durch dieses Areal förmlich herausgedrängt.

Hier bilden sich (am Ende der Helixwurzel) mittig der Magen und zum Wall hin das Areal der Schilddrüse aus. Der Magen ist auffällig, weil sich hier venöse Stauungsgefäße andeuten (dispositiv!). Eine Schwächedisposition, die auf eine nervöse Reaktionsbereitschaft deutet.

Das Schilddrüsenareal, normal zwischen Th. 4 und Th. 7, ist erhaben, wie angeschwollen und ausgedehnt, was, da das keine Strukturauffälligkeit ist, die dispositiv ist, auf eine erworbene Schilddrüsenaffektion (Überreaktion, Stressunfähigkeit!?) hinweist.

Im rechten Ohr sehen wir unterhalb Th. 9 eine Gelose, eine Anhebung des Conchabodens, die auf eine im Laufe der Zeit erworbene Schwäche im Leberbereich schließen lässt. Dieser Eindruck wird durch eine nur im rechten Ohr sichtbare Verdickung der Helix verstärkt, die im Lebersektor liegt und Zeichen einer Disposition hinsichtlich dieses Organs ist.

4.3.3 Die Anthelix

Im linken Ohr ist die Anthelix weniger strukturiert. Die Helixkante weicht nach außen und der Wall ist insbesondere im Bereich Schilddrüse und Abwehr (Thymus unterhalb Th. 1 und 2 am Conchaboden) abgeschrägt. Diese „Offenheit“ weist auf eine angeborene Schwächung der Steuerungsfunktion bezogen auf die betroffenen Organbereiche hin.

In beiden Ohren ist die Anthelix im HWS-Bereich prominent ausgebildet, d. h., sie ragt deutlich über das Niveau der Helix hinaus. Das weist auf eine zu große Wahrnehmung des sozialen Umfeldes und eine zusätzliche Belastung.

4.3.4 Die Helix

Die Helix ist normal strukturiert und verläuft um das ganze Ohr. Auffällig sind allein die Verdickung im rechten Ohr in Höhe Th. 4 bis etwa Th. 12 (siehe Erläuterung unter 4.3.2 Concha) und in beiden Ohren kranial auf dem Helixkörper (apikal) gelegen. Diese Strukturbesonderheit trifft man bei Menschen an, die bei zu großer persönlicher Belastung entweder überreagieren oder erstarren. Die Ursachen sind vielfältig, wie bei diesem Persönlichkeitsbild erkennbar. Eine mögliche Ursache ist wohl die Tatsache, dass diese Personen nicht flexibel genug sind, weil sie immer etwas Zeit benötigen, um eine Situation richtig zu bewerten. Das hat nichts mit Dummheit zu tun, sondern eher mit einer gewissen Langsamkeit im Denken. Sie brauchen immer einen gewissen Abstand zu den Dingen.

4.3.5 Zeichen

Auffällig sind die hellen Bereiche auf der unteren Anthelixwurzel (Lumbale, Sacrum), auf der auslaufenden Helixwurzel (Magenfeld) und im Bereich der Incisura intertragica (endokrine Steuerung), die auf energetische Mangelversorgung hindeuten. Außerdem ist im linken Ohr ein venöses Stauungsgefäß im Magenbereich zu sehen (dispositiv, Mangel!?). Im rechten Ohr „steht" ein arterielles Gefäß auf dem lumbalen Sektor der Wirbelsäule (etwa L. 3). Das könnte auf einen Ischias, akut oder dispositiv, hinweisen.

4.4 Adipositas oder Probleme machen dick

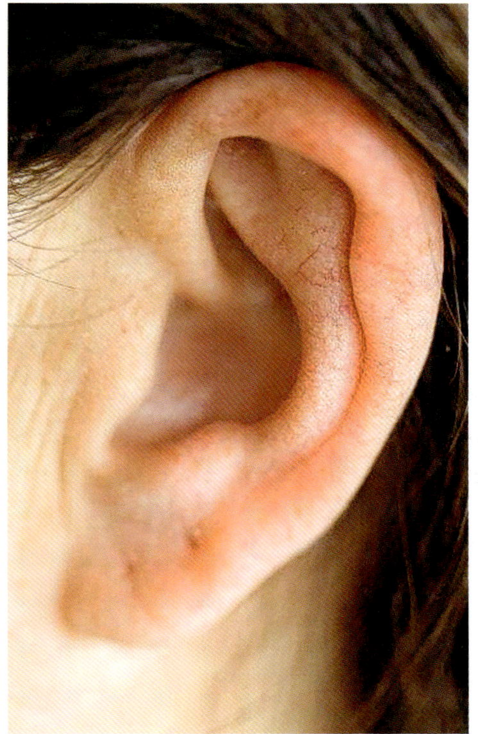

Abbildung 111: Adipositas, links

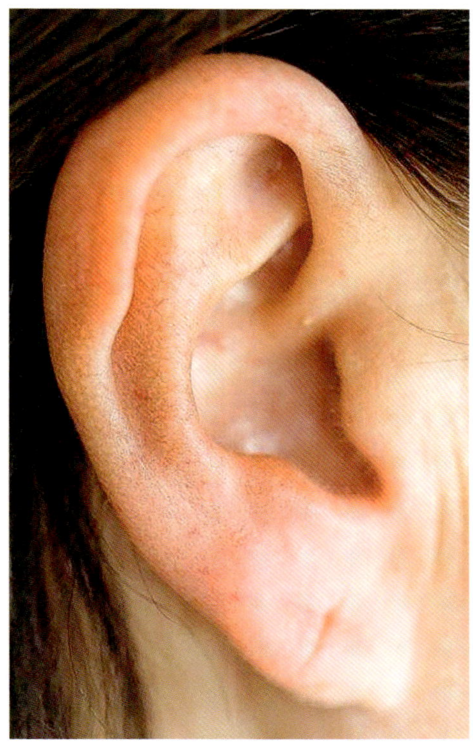

Abbildung 112: Adipositas, rechts

4.4.1 Der Gesamteindruck

Wir sehen hier kleine, sehr stabile, animalische Ohren mit ausgeprägter Helixstruktur. Die Gesamtsicht lässt auf eine widersprüchliche Natur schließen, die einerseits leicht entmutigt, wenig selbstbewusst, aber anpassungsfähig ist und sich sehr um Anerkennung bemüht; andererseits eine launische, fordernde und emotionale Struktur hat. Alles ist sehr wechselhaft. Das betrifft sowohl die mentale Situation als auch körperliche Reaktionen.

4.4.2 Die Concha

Die gesamte Concha ist tief, was auf eine gute Abwehr schließen lässt. Die obere Concha ist sehr eng. Das bedeutet, dass die Verdauung nur langsam verläuft und wenig flexibel ist. Der Stoffwechsel ist entsprechend belastet und reagiert sofort auf jeden mentalen (vegetative Reaktionslage) sowie äußeren Einfluss (die Person verträgt z. B. keine Hitze!).

Die untere Conchahälfte ist ungleich größer und man denkt hier an jemanden, der sich energetisch leicht verausgabt und schnell emotional und auch physisch überfordert ist. Der wesentliche Konflikt ergibt sich durch die Einschränkungen im Bereich der Nutrition einerseits und den animalischen Anspruch (zu hoch!). Daraus entwickelt sich durchaus eine Neigung zu emotionalen Extremen.

4.4.3 Die Helix

Die Helix ist in beiden Ohren bis auf den Bereich der Halswirbelsäule sehr stark ausgeprägt. Im Halswirbelsektor ist sie jedoch im rechten Ohr kaum und im linken Ohr wenig ausgebildet. Der Schutz nach außen, den eine starke Helix signalisiert, reicht in diesem Fall nicht aus. Wie schon im Fall der unteren Conchahälfte kann man auf eine Person schließen, die sehr emotional reagiert.

Im rechten Ohr ist die Rundung der Helixkrempe im oberen Bereich abgeflacht. Ein Zeichen, das auf rasche Überforderung schließen lässt. Bei unterschiedlich gestalteten Ohren soll man beide Strukturen bewerten und sollten den Hinweis im linken Ohr in die Gesamtbetrachtungen einbeziehen.

Die Helixstruktur, an sich schon sehr dick, wird durch besonders starke Ausprägungen im Bereich des Darwini dominiert. Es ist nicht klar, wo hier die Betonung liegt. Entweder zeigt die Gesamtstruktur nur eine animalische und durchaus überforderte Lebensführung. Oder die Ausuferungen im Bereich des Darwini weisen zusätzlich auf eine genetisch bedingte Belastung im Nierenbereich. Muss abgeklärt werden.

4.5 Kreativität als Ausgleich für nicht regulierbaren Energiehaushalt

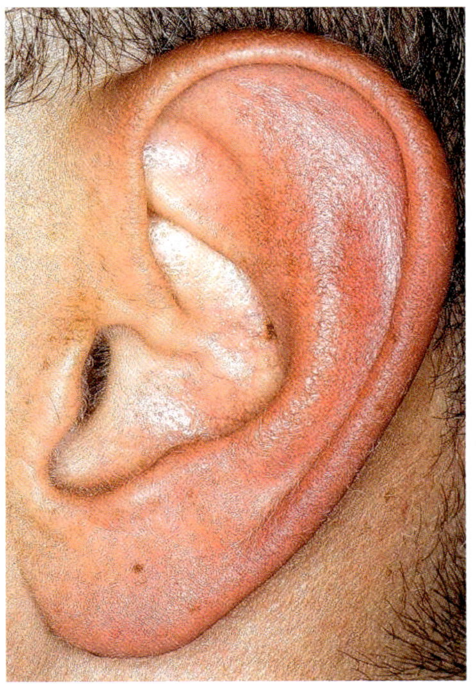

Abbildung 113: Kreatitivät, links

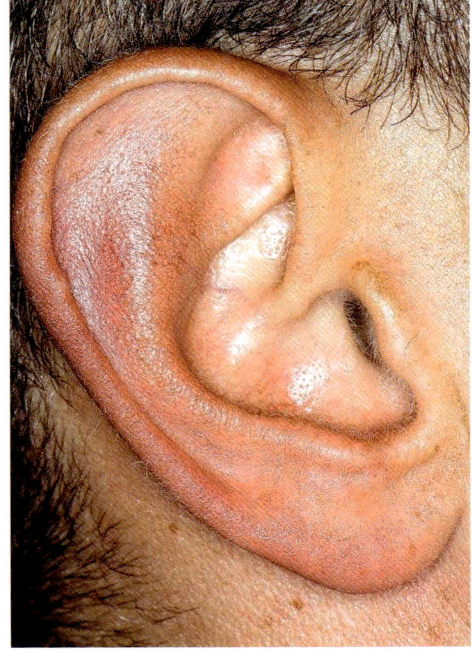

Abbildung 114: Kreativität, rechts

4.5.1 Der Gesamteindruck

Die Ohren sind harmonisch. Die Helix umschließt das Ohr vollständig und in einem vollendeten Bogen. Die Ohren sind, was auf dem Bild nicht so deutlich wird, leicht ausgestellt. Die Concha ist groß und offen. Daraus schließen wir auf einen interessierten, neugierigen und offenen (verletzlichen?) Menschen. Sein Wesen dürfte ausgeglichen sein. Er ist vermutlich sehr kreativ. Was er auch u. a. sein muss, denn er benötigt eine Stellung im Leben, die es ihm erlaubt, sich zum eigenen Schutz auch einmal zurückziehen zu können.

4.5.2 Die Concha

Obere und untere Conchahälften sind weit ausgestellt. Das ist ein Merkmal, das einerseits für Aufgeschlossenheit und vielseitiges Interesse dieses Menschen spricht, andererseits aber auch die Gefahr andeutet, sich zu überfordern und seine Kraft zu verschwenden. Die Weite der oberen Conchahälfte führt vermutlich dazu, dass Nahrungsverwertung und Versorgung des Organismus ungenügend sein werden. So jemand wird nicht satt oder hat, wenn er vom Essen aufsteht, alsbald wieder Hunger. Zusätzlich deuten Farbpigmente und Gefäße (links: Pankreasareal; rechts: Leberareal) auf eine Disposition zur Diabetes, verbunden mit einer Leberstoffwechselschwäche. (Ausführlicher unter: „Zeichen".)

Die weite untere Conchahälfte weist in Verbindung mit der weiten Incisura intertragica auf einen gefühlvollen, spontanen Menschen, aber auch auf die Gefahr für solche Menschen, die eigenen Ressourcen ungenügend zu regulieren sowie sich mental und kräftemäßig zu überfordern.

4.5.3 Die Helix

Zu sehen ist eine vollendet runde, sehr harmonische Helix. Im Zusammenhang mit der Ausgeglichenheit zur übrigen Struktur ist das ein generelles Zeichen für Ausgeglichenheit. Allerdings ist sie dünn und weist damit auf eine gewisse Unfähigkeit, sich äußerer Eindrücke zu erwehren.

Das runde Ohr weist in der Regel auf einen kreativen Menschen.

4.5.4 Die Incisura intertragica

Im Areal, das von der Incisura intertragica umschlossen wird, bildet sich der Gesamtbereich der endogenen Steuerung ab. Auch die Ränder und der Wall zwischen Conchaboden und Incisura gehören dazu. Ist diese Struktur zu weit, deutet das auf eine wenig kontrollierbare Stoffwechselsituation mit Tendenz zur Entgleisung und auf unkontrollierte, endokrin induzierte Reaktionen (übertriebener Stoffwechsel). Angesichts der Annahme genereller Überforderung (untere Conchahälfte) gibt es hier sicher einen Konflikt zwischen Wünschen und der Verwirklichung derselben.

4.5.5 Zeichen

Die roten Flächen deuten auf eine angeregte Situation und sind sicher vorübergehend. Allerdings finden sich auch bräunliche Pigmente (auf dem Antitragus und auf dem Areal der Hüfte). Solche Plaques sollten hinsichtlich des Leberstoffwechsels hinterfragt werden.

Im linken Ohr finden wir in der oberen Conchahälfte am Conchaboden in Höhe Th. 6 einen Fleck. Dieses Zeichen ist topostabil und weist auf Pankreas (Disposition zu Diabetes). Das Zeichen geht in ein kleines, arterielles Gefäß über, das am Conchaboden zwischen dem Pankreasareal und dem des Dünndarms verläuft. Es ist in fast identischer Lage, wie das Gefäß im rechten Ohr. Das verläuft zwischen dem Leberareal und Dünndarm. Beide Gefäße sind Hinweise auf ein Herdgeschehen (Autoimmunerkrankung, Impfschäden, Zahnherde usw.). Es ist bei jedem Krankheitsprozess ein Hinweis auf die Ursache einer solchen Störung zu hinterfragen.

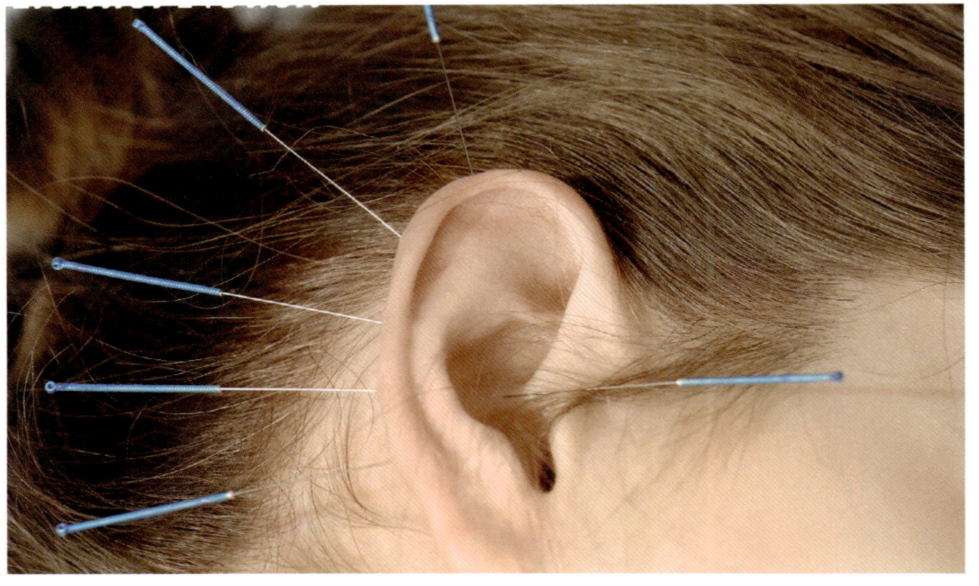

Stichwortverzeichnis

Symbole

0-Punkt 20, 27

A

Abbildungsform des Körpers 53
Abbildungssystematik 51
Adipositas 123
Akutzeichen 69, 97
Analgetika oder Neuroleptika 15
Anamnese 24
Anthelix 29, 45, 54-56, 58, 60, 91, 116, 121
Antitragus 47
Arbeitsstrahl 22, 27–30, 32–34
Areale 84
Art des Einstichs 26
Auricolotherapie 13

B

Behandlung 26
Behandlungsablauf 24
Behandlungsintervalle 26
Behandlungskonzept 22
Behandlungslinie 22-23, 27, 29
Behandlungsstrahl 21, 23, 28-29
Blase 63
Brustkorb 58

C

Concha 26, 27, 45, 49, 51, 55-57, 59, 63-64, 87, 89, 93–97, 100, 109-110, 116, 119, 121, 123, 126-127

D

Die Welt ist so, wie ich sie begreife 118

E

Ektoderm 51
Endokrine Steuerung 67
Energielinie 21-22, 103
Entoderm 51
Extremitäten, obere und untere 60

F

Formatio reticularis 18, 50
Fossa triangularis 45, 51, 60-61, 67

G

Gefäße der Ohrrückseite 110
Gefäße im Ohr 73, 102–111
Gefäßverläufe 104
Genitalien 67
Gesicht 40
Gestalt des Ohrs 74
Gestörter Punkt 18
Grenzen der Ohrakupunktur 15

H

Helix 45-46, 51, 87, 116, 119, 122, 124, 126
Helixkrempe 20, 33, 46, 58, 72, 80, 87-88, 91, 119, 124
Helixwurzel 59
Hirn 66
Hüftgelenk 60

I

Incisura intertragica 47, 51, 101, 119, 127

K

Kauterisationen 13
Keimblätter 51
Konzepte und Strategien 13
Kopf 65, 86
Korrespondenzlinien 23, 28, 33
Korrespondenzpunkte 23, 28, 32-33
Kreativität als Ausgleich 125
Kreislauf 31, 64

L

Leberareal 62
Leistungsschwäche 118
Lobulus 46, 64-66, 81, 82, 99–101
Lunge und Kreislauf 64

M

Magen-Darm-Trakt 59
Mangelnde Flexibilität 121
Mesoderm 51
Mini-Aderlass 103
Moxibustion 13

N

Nadelanzahl 26
Nerven 50, 66
Nervensystem 14, 65, 67
Nieren 7, 39, 53, 63, 67, 74, 117
Notfallmedizin 14

O

Ohr, äußeres 42
Ohrmuschel 18, 42, 50
Ohrsomatotopie 7, 12, 39, 52, 62
Ohrzonen 42, 79
Organ- und psychosoziale Punkte 33

P

Pankreasareal 63
Position des Ohres 86
Postantitragale Furche 47, 48
Programmierter Konflikt 115

R

Reflexzonen 40, 52
Reflexzonentherapie 18, 50
Rückseite des Ohres 49, 110

S

Scapha 46
Schmerzen 14, 73, 107
Sexuelle Probleme 121
Strukturmerkmale 71

T

Tragus 46

V

Vegetative Rinne 21
Visuell-diagnostische Praxis 113
Visuelle Diagnostik des Ohres 37
Vormauer 48, 57

W

Wall 48, 57, 117
Wirbelsäule 29, 49, 53–56, 58, 91, 104
Wirkungen der Ohrakupunktur 14

Y

Yang-Mensch 40
Yin-Gesicht 41

Abbildungsverzeichnis

Abb. 1 Punktsuche 19
Abb. 2 Der 0-Punkt 20
Abb. 3 Die vegetative Rinne 21
Abb. 4 Arbeitshaltung 25
Abb. 5 Anthelix palpieren 29
Abb. 6 Die Schritte zum Behandlungsstrahl 30
Abb. 7 Polster, Lunge 31
Abb. 8 Arbeitsstrahl (gelb), Korrespondenzstrahlen und Korrespondenzpunkte 32
Abb. 9 Der Winkel 33
Abb. 10 Behandlungsbeispiel 35
Abb. 11 Ein Yang-Gesicht 40
Abb. 12 Ein Yin-Gesicht 41
Abb. 13 42
Abb. 14 42
Abb. 15 43
Abb. 16 43
Abb. 17 43
Abb. 18 43
Abb. 19 Die Strukturelemente des Ohres 44
Abb. 20 Incisura intertragica und postantitragale Furche 47
Abb. 21 Wall oder Vormauer 48
Abb. 22 Ohrrückseite 49
Abb. 23 Die Anordnung der Keimblattebenen 51
Abb. 24 Der Mensch im Ohr 52
Abb. 25 Die Wirbelsäule 54
Abb. 26 Die horizontale Abb. der WS im Ohr 56
Abb. 27 Der Wall (oder Vormauer) 57
Abb. 28 Brustkorb 58
Abb. 29 Magen-Darm-Trakt 59
Abb. 30 Die oberen Extremitäten 60
Abb. 31 Die unteren Extremitäten 61
Abb. 32 Leber im rechten Ohr 62
Abb. 33 Pankreasareal, linkes Ohr 63
Abb. 34 Niere 63
Abb. 35 Lunge, Herz 64
Abb. 36 Der Kopf auf dem Lobulus 64
Abb. 37 Das Gehirn im Ohr 65
Abb. 38 Kopf und Nerven 66
Abb. 39 endokrine Steuerung und Genitalien 68
Abb. 40 Adnexprobleme 68
Abb. 41 Farbpigmente 70
Abb. 42 Ekzem 70
Abb. 43 Pickel, Sacrum 71
Abb. 44 ein weites Magenfeld 71
Abb. 45 Röte im Areal der Bronchien .. 72
Abb. 46 Aufregung 72
Abb. 47 Arterielles Gefäß auf Sacrum und Uterus 73
Abb. 48 venöse Strukturen auf Hüfte und Herzmuskel 73
Abb. 49 ein großer oberer Ohranteil 74
Abb. 50 ein dominanter Lobulus 75
Abb. 51 ein schmales Ohr 75
Abb. 52 ein rundes Ohr 76
Abb. 53 ein wohlgeformtes Ohr 76
Abb. 54 ein zerklüftetes Ohr 77
Abb. 55 ein dünnes Ohr 78
Abb. 56 ein Ohr mit ausgesprochen kräftiger Struktur 78
Abb. 57 die drei Ohrzonen 79
Abb. 58 obere Ohrzone (Geist, Gedanken, innerer Schwung) 79
Abb. 59 mittlere Ohrzone (Seele, Gestaltungspotenzial) 80
Abb. 60 im mittleren Bereich gerade verlaufende Struktur mit dünner Ohrkrempe 80
Abb. 61 prominente Anthelix im HWS-Bereich 81
Abb. 62 großes Magenfeld und sehr schmale Scapha 81
Abb. 63 die untere Ohrzone 82
Abb. 64 ein kräftiger, frei hängender Lobulus 82

Abb. 65 kleiner, angewachsener Lobulus 83
Abb. 66 Stressfalten 83
Abb. 67 Ohrkarte 85
Abb. 68 Positionen des Ohres 86
Abb. 69 nach hinten geneigtes Ohr („Schlitzohr“) 86
Abb. 70 Die Helixkrempe 87
Abb. 71 eine dünne Helixkrempe 87
Abb. 72 ein „fleischiges“ Ohr 88
Abb. 73 eine kleine, flache Helixwurzel 88
Abb. 74 eine kurze, steil in die Concha abfallende Helixwurzel 89
Abb. 75 oben spitzes Ohr 89
Abb. 76 ein oben abgeknickter und verdickter Helixkörper 90
Abb. 77 eine dünne Helix mit scharfer Kante und Knötchen 90
Abb. 78 unauffällige normale Anthelix 91
Abb. 79 eine prominente Anthelix 92
Abb. 80 eine enge Scapha 92
Abb. 81 der „Psychoknick“ 92
Abb. 82 Organe in der Concha 93
Abb. 83 eine kleine, flache Concha 94
Abb. 84 eine enge obere Conchahälfte . 95
Abb. 85 eine weite obere Conchahälfte 95
Abb. 86 eine weite untere Conchahälfte 96
Abb. 87 eine enge untere Conchahälfte 96
Abb. 88 ein kräftiger, frei hängender Lobulus 99
Abb. 89 angewachsener Lobulus 99
Abb. 90 Stressfalte 100
Abb. 91 eine weite Incisura intertragica 101
Abb. 92 eine enge Incisura intertragica 101
Abb. 93 venöse Gefäße 102
Abb. 94 arterielle Gefäße (Magen, Hüfte und Handgelenk) 103
Abb. 95 Gefäßverläufe 104
Abb. 96 ein Verlaufsgefäß 105
Abb. 97 ein Allergiegefäß 106
Abb. 98 Stauungsgefäße im lumbalen Bereich 107
Abb. 99 Stauungsgefäße in den Bereichen Hand, muskuläres Bein und Knie (+ Ekzem auf dem Uterusareal) . 107
Abb. 100 Stauungsgefäße auf dem Ischias-Sektor der WS 107
Abb. 101 Gefäßgabel 108
Abb. 102 Herdgeschehen 109
Abb. 103 Stauungen im Magenfeld 110
Abb. 104 Gefäße auf der Ohrrückseite 111
Abb. 105 kleines, robustes Ohr links .. 115
Abb. 106 kleines, robustes Ohr rechts 115
Abb. 107 Rechthaber 118
Abb. 108 Rechthaber 118
Abb. 109 Berührungsängste, links 120
Abb. 110 Berührungsängste, rechts 120
Abb. 111 Adipositas, links 123
Abb. 112 Adipositas, rechts 123
Abb. 113 Kreativität, links 125
Abb. 114 Kreativität, links 125
Abb 115 127

Über den Autor

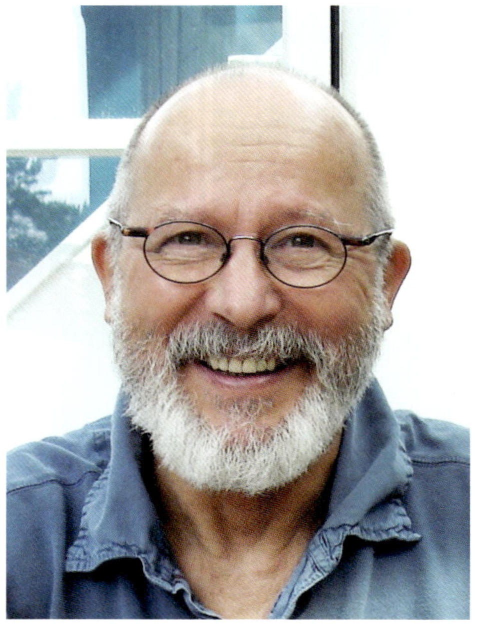

Michael Noack wurde 1942 in Berlin geboren.

Er machte eine Ausbildung als Dipl. Betriebswirt und bekam im Februar 1986 die Zulassung als Heilpraktikter.

Seine Schwerpunkte lagen in der Homöopathie und der Ohrakupunktur.

Er war Mitglied der AG Traditionelle chinesische Medizin und Akupunktur und Leiter des Fachbereichs Ohrakupunktur.

Im Rahmen seiner Tätigkeit als wissenschaftlicher Mitarbeiter im Bundesinstitut für Berufsbildung

War er u.a. für die bundesweite Neuordnung der nicht ärztlichen Heilberufe verantwortlich.

Desweiteren war er Buchautor und Dozent.

Michael Noack verstarb im August 2016.

Impressum

Michael Noack

Visuelle Ohrdiagnostik als Grundlage der Ohrakupunktur
Krankheitsursachen und Krankheitszusammenhänge erkennen

1. deutsche Ausgabe 2018
ISBN 978-3-95582-178-4

Layout und Satz: Claudia Prange und Narayana Verlag
Coverabbildungen:

Herausgeber:
Narayana Verlag, Blumenplatz 2, 79400 Kandern
Tel.: +49 7626 974 970-0
E-Mail: info@narayana-verlag.de
www.narayana-verlag.de

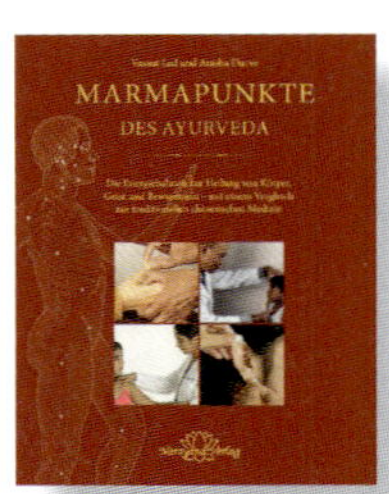

Vasant Lad / Anisha Durve

Marmapunkte des Ayurveda

Die Energiebahnen zur Heilung von Körper, Geist und Bewusstsein mit einem Vergleich zur Traditionellen Chinesischen Medizin

400 Seiten, geb., € 65,-

Marmapunkte Die geheimnisvollen Türen der Wahrnehmung

Die Lehre der Marmani, der Energiepunkte des Körpers, ist ein zentrales Element der Heilkraft des Ayurveda, das vor mehreren Jahrhunderten in Indien entwickelt wurde. Die Aktivierung der Marmani hat eine fundamentale Auswirkung auf Körper, Geist und Seele und ermöglicht eine tief greifende Heilung. Jede Zelle unseres Körpers wird von Prana, purer Lebensenergie, durchströmt. Bei der gesundheitsfördernden Stimulierung der Marmani werden Energieblockaden gelöst und die Prana-Energie wird auf heilende Weise zum Fließen gebracht.

Der berühmte Ayurveda-Experte und Arzt Vasant Lad erklärt in seinem Buch nicht nur erstmalig die energetische Funktion aller 117 Marmapunkte, sondern stellt sie auch den Akupunkturpunkten der chinesischen Medizin gegenüber. Dabei geht er ausführlich auf die diagnostische und therapeutische Bedeutung jedes Marmas ein. Die Punkte werden in zahlreichen detaillierten Abbildungen übersichtlich dargestellt. Die ganzheitliche Marma-Therapie verbindet das Wissen über die Wirkung dieser Energiepunkte mit gezielten Techniken der ayurvedischen Massage, Entgiftung, Akupressur, Aromatherapie, Yoga, Meditation und anderen Behandlungen.

Marmapunkte des Ayurveda ist ein einmaliges Grundlagenwerk, das in bisher nicht gekannter Tiefe und Ausführlichkeit in diese hocheffiziente Methode einweist. Es macht altes indisches Heilwissen für den heutigen Therapeuten wieder verfügbar und stellt auch ein mächtiges Werkzeug zur Selbstheilung verschiedenster Störungen und Krankheiten zur Verfügung.

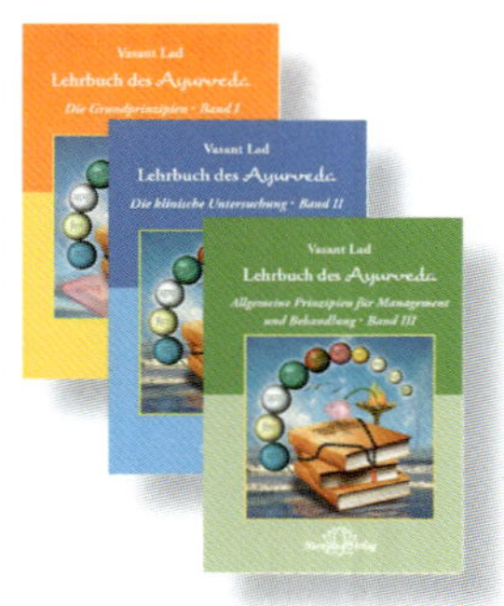

Vasant Lad

Set – Lehrbuch des Ayurveda – in 3 Bänden

1.596 Seiten, geb., € 177, -

Set bestehend aus:

- Lehrbuch des Ayurveda – Band 1
- Lehrbuch des Ayurveda – Band 2
- Lehrbuch des Ayurveda – Band 3

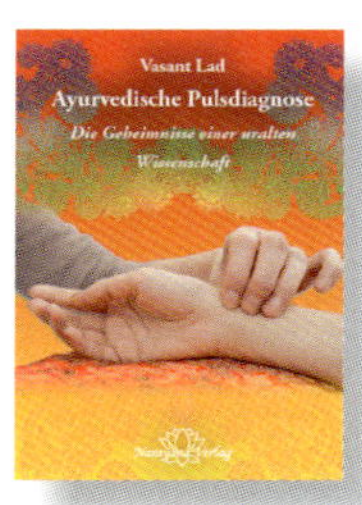

Vasant Lad

Ayurvedische Pulsdiagnose

Die Geheimnisse einer uralten Wissenschaft

232 Seiten, geb., € 29,-

In diesem einzigartigen Werk führt uns der weltweit bekannte ayurvedische Arzt Dr. Vasant Lad in die Geheimnisse der ayurvedischen Pulsdiagnose ein.

Anfangend bei der Unterscheidung der drei Grundtypen (Doshas) von Vata, Pitta und Kapha eröffnet sich dem Leser nach und nach ein ganzes Universum an Möglichkeiten der Diagnose.

Neben den sieben Eigenschaften des Pulses wie Rhythmus, Volumen und Temperatur kann anhand der sieben Ebenen der Gesundheitszustand aller Organe beurteilt werden.

Den Puls zu fühlen ist eine Kunst, die Übung und Sensibilität erfordert. Ist man darin Meister geworden, verfügt man über ein hochgradig entwickeltes Diagnoseinstrument, das durch keine Maschine ersetzt werden kann.

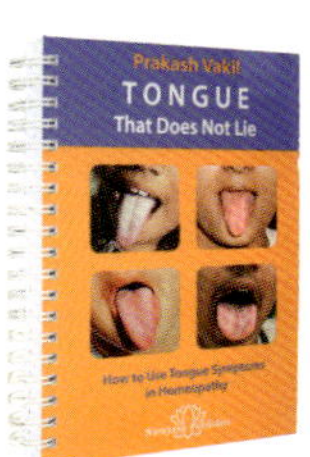

Prakash Vakil

Homöopathische Zungendiagnostik

Mit ausführlichem Zungenrepertorium

132 Seiten, Spiralbindung, € 29,-

Prakash Vakil war ein homöopathischer Pionier, der viele ungewöhnliche Symptome in die Mittelfindung einbezog. In seinem Buch beschreibt er detailliert und mithilfe zahlreicher Abbildungen, wie die Zungendiagnostik entscheidend zur Wahl des richtigen homöopathischen Mittels beitragen kann.

In diesem Werk hat Prakash Vakil bekannte Zungensymptome mit seinen eigenen klinischen Erfahrungen ergänzt. Kernstück ist das ausführliche Zungenrepertorium, das eine große Hilfe bei der Mittelwahl darstellt.

Symptome der Zunge sind objektiv und leicht bei der Fallaufnahme zu erheben. Das handliche Buch ist ein nützlicher Leitfaden, der die Beobachtungsfähigkeit schärft und wertvolle Hinweise zur homöopathischen Verschreibung liefert.

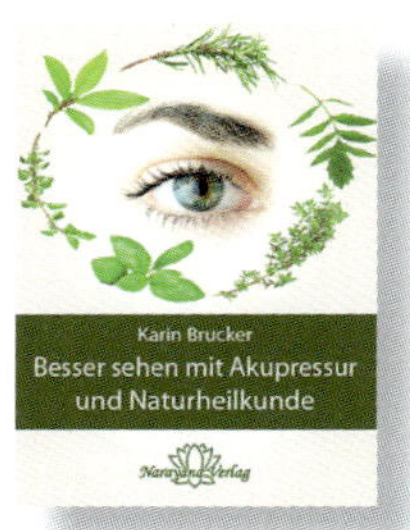

Karin Brucker

Besser sehen mit Akupressur und Naturheilkunde

Natürliche Behandlungsalternativen bei den häufigsten Augenerkrankungen

304 Seiten, geb., € 19,80

Unsere Augen sind unser Fenster zur Welt. Wie wertvoll unser Augenlicht ist, merken wir jedoch oft erst, wenn es beeinträchtigt ist.

Die erfahrene Autorin Karin Brucker gibt in diesem Werk einen detaillierten Überblick über alternative Behandlungsmöglichkeiten bei den häufigsten Augenerkrankungen.

Viele Augenleiden entstehen aufgrund von Stoffwechselproblemen im Körper. Viele Augenärzte sind auf das Auge selbst spezialisiert und begrenzen ihre Therapie auf das Auge. Die Naturheilkunde setzt dagegen ganzheitlich an und kann begleitend zur Schulmedizin eine sinnvolle Ergänzung sein. Grundsätzlich kann bei nahezu jedem Augenleiden eine Besserung erzielt werden, in vielen Fällen ist sogar eine Heilung möglich.

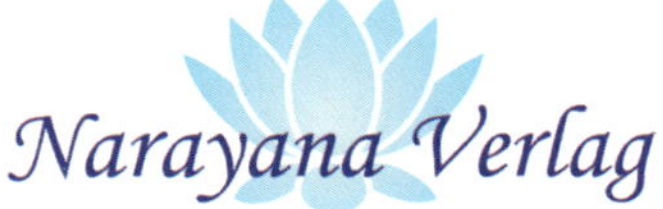

Blumenplatz 2, D-79400 Kandern
Tel: +49 7626-974970-0, Fax: +49 7626-974970-999

info@narayana-verlag.de

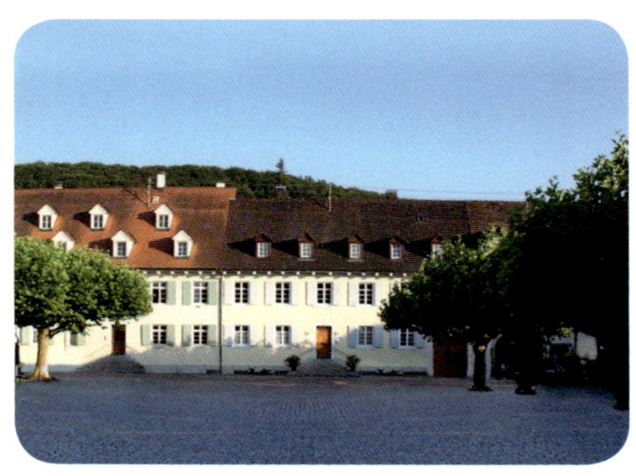

In unserer Online Buchhandlung

www.narayana-verlag.de

führen wir alle deutschen, englischen und
französischen Bücher zur Naturheilkunde und Homöopathie.

Es gibt zu jedem Titel aussagekräftige Leseproben.

Auf der Webseite gibt es ständig Neuigkeiten zu aktuellen Themen,
Studien und Seminaren mit weltweit führenden
Homöopathen sowie einen Erfahrungsaustausch bei
Krankheiten und Epidemien.

Ein Gesamtverzeichnis ist kostenlos erhältlich.